U0511581

基因、免疫异常引起的消化道病变——最新的话题

日本《胃与肠》编委会　编著

《胃与肠》翻译委员会　译

辽宁科学技术出版社

·沈阳·

Authorized translation from the Japanese Journal, entitled
胃と腸　第54巻 第13号
遺伝子・免疫異常に伴う消化管病変—最新のトピックスを中心に
ISSN：0536-2180
編集：「胃と腸」編集委員会
協力：早期胃癌研究会
Published by IGAKU–SHOIN LTD., Tokyo Copyright © 2019

All Rights Reserved. No part of this journal may be reproduced or transmitted in any form or by any means, electronic or mechanical, including photocopying, recording or by any information storage retrieval system, without permission from IGAKU–SHOIN LTD.

Simplified Chinese Characters published by Liaoning Science and Technology Publishing House, Copyright © 2023.

© 2023辽宁科学技术出版社
著作权合同登记号：第06-2019-57号。

版权所有·翻印必究

图书在版编目（CIP）数据

基因、免疫异常引起的消化道病变：最新的话题/日本《胃与肠》编委会编著；《胃与肠》翻译委员会译. — 沈阳：辽宁科学技术出版社，2023.1
ISBN 978-7-5591-2640-5

Ⅰ.①基… Ⅱ.①日… ②胃… Ⅲ.①消化系统疾病—研究 Ⅳ.① R57

中国版本图书馆CIP数据核字（2022）第142067号

出版发行：辽宁科学技术出版社
　　　　　（地址：沈阳市和平区十一纬路25号　邮编：110003）
印　刷　者：辽宁新华印务有限公司
经　销　者：各地新华书店
幅面尺寸：182 mm×257 mm
印　　张：5.5
字　　数：130千字
出版时间：2023年1月第1版
印刷时间：2023年1月第1次印刷
责任编辑：卢山秀
封面设计：袁　舒
版式设计：袁　舒
责任校对：黄跃成

书　　号：ISBN 978-7-5591-2640-5
定　　价：98.00元

编辑电话：024-23284354
E-mail：lkbjlsx@163.com
邮购热线：024-23284502
《胃与肠》官方微信：15640547725

《胃与肠》编委会 (按五十音图排序)

主编　松本 主之

编者

味冈 洋一	新井 富生	入口 阳介	江崎 幹宏	小泽 俊文	小田 丈二
小野 裕之	小山 恒男	海崎 泰治	九嶋 亮治	藏原 晃一	小林 广幸
齐藤 裕辅	清水 诚治	菅井 有	竹内 学	田中 信治	长南 明道
长浜 隆司	二村 聪	平泽 大	松田 圭二	八尾 建史	八尾 隆史
山野 泰穗					

专家委员会

主任委员

吕　宾　浙江中医药大学附属第一医院消化内科

委员（按姓氏笔画排序）

丁士刚　北京大学第三医院
王邦茂　天津医科大学总医院消化内科
王良静　浙江大学医学院附属第二医院内科
左秀丽　山东大学齐鲁医院
包海标　浙江中医药大学附属第一医院
杜奕奇　海军军医大学附属长海医院
李景南　北京协和医院消化内科
邹多武　上海交通大学医学院附属瑞金医院
沈锡中　复旦大学附属中山医院
张开光　中国科学技术大学附属第一医院
张国新　江苏省人民医院
陈卫昌　苏州大学附属第一医院
陈胜良　上海仁济医院消化内科
孟立娜　浙江中医药大学附属第一医院消化内科
侯晓华　华中科技大学同济医学院附属协和医院消化内科
祝　荫　南昌大学附属第一医院
黄智铭　温州医科大学附属第一医院
程向东　浙江省肿瘤医院
戴　宁　浙江大学医学院附属邵逸夫医院消化内科

审校委员会（按姓氏笔画排序）

代剑华　陆军军医大学第一附属医院消化内科
冯晓峰　陆军军医大学第一附属医院消化内科
陈　瑶　陆军军医大学第一附属医院消化内科
周学谦　陆军军医大学第一附属医院消化内科

翻译委员会（按姓氏笔画排序）

于笑洋　大连市第五人民医院
李　佳　大连港医院
张　刚　大连港医院
赵　晶　浙江中医药大学附属第一医院
祝　妍　中国医科大学药学院
徐　才　大连市第五人民医院

目　录

伴随基因、免疫异常的消化道病变

江崎 幹宏 [1]

关键词	单基因遗传性 IBD　*MEFV* 基因　trisomy 8
	IgG4 相关性疾病　免疫相关副作用

[1] 佐賀大学医学部附属病院光学医療診療部　〒849-8501 佐賀市鍋島 5 丁目 1-1
E-mail : mesaki01@cc.saga-u.ac.jp

前言

慢性炎症性肠道疾病的临床表现多种多样，而且临床表现和消化道病变的特征因自然过程或治疗修饰而变化。因此，要正确鉴别这些，不仅要根据消化道病变的特征，还要根据临床经过和各种临床检查结果来综合判断。在慢性炎症性肠道疾病的诊疗中，有时会遇到难以诊断的病例。

这种"难以诊断的慢性炎症性肠道疾病"大致分为狭义的炎症性肠道疾病（inflammatory bowel disease，IBD），如难以相鉴别的 Crohn 病（Crohn's disease，CD）和溃疡性结肠炎（ulcerative colitis，UC）以及肠道白塞氏病（Behçet's disease，BD），以及必须想起诊断名称才能诊断的罕见的炎症性肠道疾病。随着基因组解析技术的进步，以"非特异性多发性小肠溃疡症（*SLCO2A1* 相关的慢性肠病，CEAS）"为代表，由基因异常引起或相关的疾病近年来备受关注。另外，新的癌症免疫疗法——免疫检查点阻碍疗法中也发现了与 IBD 类似的消化道病变。

由于遗传基因异常和免疫异常往往是表里一致的，因此本书策划了关于"基因、免疫异常引起的消化道病变"的主题。

基因异常与消化道病变

1.单基因遗传性IBD

通过全基因组关联分析，到目前为止已经确定了约 250 个基因组作为 IBD 的疾病易感基因。众所周知，由于遗传因素和环境因素的相互作用而发病的 IBD，疾病易感基因的识别和病理的理解与生物学制剂和低分子化合物等 IBD 治疗药物的研发息息相关。另一方面，随着基因组序列技术的进步，由单个基因异常引起的 IBD，也就是所谓的单基因遗传性 IBD 的存在也不断被发现。

1）EO-IBD、VEO-IBD

一直以来，IBD 的发病年龄不同，其特征也不同，在欧美被区分为 2 岁以下发病的婴幼儿期 IBD（infantile IBD）、10 岁以下发病的极早发 IBD（very early onset IBD，VEO-IBD）、10 ～ 17 岁发病的早发 IBD（early onset IBD，EO-IBD）。其中，EO-IBD 的发病率变化与成人 IBD 发病相似，而婴幼儿期 IBD 和 VEO-IBD 的发病率基本恒定，这被认为与遗传基因异常有关。单基因遗传性 IBD 主要在婴幼儿时期发病，多伴随类似 UC 和 CD 的肠道病变和免疫缺陷症，以及由免疫缺陷引起的各种临床征象。实际上，在日本的统计中，婴幼儿期 IBD 乃至 VEO-IBD 也被报告含有引起慢性肉芽肿病、IPEX（免疫失调、多发性内分泌病、肠病、X连锁）综合征、IL-10（interleukin 10，白介素10）受体基因变异等免疫异常的单基因遗传性IBD。这些单基因遗传性IBD对IBD的标准治疗表现出抵抗性，但也有通过造血干细胞的移植得到治愈的情况，因此正确的诊断更为重要。

2）*MEFV*相关肠炎

单基因遗传性IBD大多在婴幼儿时期发病，也有在青年期以后发病的。另外，在对IBD的标准治疗表现出抵抗性的肠炎患者中，存在着对调节炎性因子活性的pyrin蛋白进行编码的*MEFV*基因变异的肠炎群，这一点备受关注。*MEFV*作为属于慢性炎症性综合征的家族性地中海热（familial Mediterranean fever，FMF）的致病基因而广为人知，但由于与FMF一样，抑制基质体活性的秋水仙碱能改善肠炎，因此正在进行作为*MEFV*相关肠炎的病理及临床表现的研究。

2.trisomy 8阳性消化道病变

在骨髓增生异常综合征（myelodysplastic syndrome，MDS）和肠道BD样的消化道病变并发的病例中频繁检测出trisomy 8，因此本染色体异常和消化道病变的关联也受到关注。在对Tada等文献报告例的分析中，MDS、BD并发的45例中有39例（86.7%）trisomy 8呈阳性。而且，trisomy 8阳性病例中半数以上被确诊为消化道病变。trisomy 8与肠道BD样的消化道病变之间的关系尚不明确，但通过对trisomy 8阳性的MDS病例的造血干细胞进行微阵列分析，发现TGF-β、IFN-β2、IL-6、IL-7R增加。考虑到MDS病例的trisomy 8阳性率为5% ~ 10%，提示由trisomy 8引起的肠道免疫应答异常可能与消化道病变的形成有关。

免疫异常与消化道病变

1.IgG4相关消化道病变

IgG4相关性疾病是以血清IgG4高值和组织中IgG4阳性浆细胞的增殖、浸润为特征，全身各种脏器呈纤维性、瘤性、肥厚性病变的慢性淋巴增殖性疾病。本疾病的目标脏器涉及中枢神经系统、泪腺、唾液腺、甲状腺、肺、胰腺、胆管、肾脏、后腹膜腔等多个区域。虽然消化道病变的报告很少，但形成肿瘤或溃疡的报告特别多。

这些IgG4相关性疾病，从高γ球蛋白血症、非特异性自身抗体的存在、肾上腺皮质类固醇的作用等方面推测，是由自身免疫学机制形成的病理表现。但是，IgG4与其他IgG子类不同，不具有与补体或Fcγ受体的结合能力，不形成功能性免疫复合体，因此在免疫应答中的作用是有限的。本病的病因、病理有待查明。

2.与免疫检查点抑制剂相关的消化道病变

癌症免疫学的进步推动了利用免疫检查点抑制剂的新型癌症免疫疗法的开发。免疫检查点阻碍疗法是诱导、扩增细胞毒性CD8阳性辅助T细胞和CD4阳性辅助T细胞并期待抗肿瘤活性的主动免疫疗法，或者与将活化的负责免疫的细胞注回患者体内，期待抗肿瘤活性的被动免疫疗法不同，通过抑制与癌细胞免疫逃避相关的细胞毒性T淋巴细胞相关蛋白-4（cytotoxic T-lymphocyte- associated antigen 4，CTLA-4）和细胞程序性死亡受体-1（programmed cell death 1，PD-1）等，促进肿瘤浸润性T细胞的再活化，增强抗肿瘤免疫应答。但是，由于CTLA-4和PD-1是抑制过度免疫应答、维持免疫应答平衡的重要分子，所以有报告称，这些分子的抗体制剂在各种器官中出现免疫相关副作用（immune-related adverse events）。在消化道中，IBD，特别是类似UC的大肠病变的报告较多，但也提示了上消化道和小肠也有可能出现病变，有待今后进一步的病例积累。

结语

本文对本书中提到的"基因、免疫异常引起的消化道病变"的现状进行了概述。随着遗传学、免疫学的进步，新的疾病概念有可能进一步确立。希望本书对读者的知识更新有所帮助。

参考文献

[1]Weber JS, Kähler KC, Hauschild A. Management of immune-related adverse events and kinetics of response withipilimumab. J Clin Oncol 30: 2691–2697, 2012.

[2]Liu JZ, van Sommeren S, Huang H, et al. Association analysesidentify 38 susceptibility loci for inammatory bowel disease.and highlight shared genetic risk across populations. Nat Genet 47: 979–986, 2015.

[3]de Lange KM, Moutsianas L, Lee JC, et al. Genome-wide association study implicates immune activation of multiple integrin genes in inammatory bowel disease. Nat Genet 49: 256–261, 2017.

[4]Bianco AM, Girardelli M, Tommasini A. Genetics of inammatory bowel disease from multifactorial to monogenic forms. World J Gastroenterol 21: 12296–12310, 2015.

[5]Shim JO. Recent advance in very early onset inammatory bowel disease. Pediatr Gastroenterol Hepatol Nutr 22: 41–49, 2019.

[6]Levine A, Griths A, Markowitz J, et al. Pediatric modication of the Montreal classication for inammatory bowel disease: the Paris classication. Inamm Bowel Dis 17: 1314–1321, 2011.

[7]Maisawa S, Sasaki M, Ida S, et al. Characteristics of inammatory bowel disease with an onset before eight years of age: a multicenter epidemiological survey in Japan. J Gastroenterol

Hepatol 28: 499–504, 2013.

[8]飯田智哉，宮川麻希，那須野正尚，他．小腸の非腫瘍性疾患―家族性地中海熱の小腸病変．胃と腸 54: 526–531, 2019.

[9]Tada Y, Koarada S, Haruta Y, et al. e association of Behçet's disease with myelodysplastic syndrome in Japan: a review of the literature. Clin Exp Rheumatol 24: S115–119, 2006.

[10]Chen G, Zeng W, Miyazato A, et al. Distinctive gene expression profiles of CD34 cells from patients with myelodysplastic syndrome characterized by specific chromosomal abnormalities. Blood 104: 4210–4218, 2004.

[11]梁井俊一，中村昌太郎，川崎啓祐，他．小腸の非腫瘍性疾患―腸管Behçet病 /単純性潰瘍．胃と腸 54: 496–503, 2019.

[12]Harada A, Torisu T, Sakuma T, et al. A case of duodenal bulb involvement of immunoglobulin G4 related disease complicated by ulcerative colitis. Dig Liver Dis 50: 515, 2018.

[13]齊藤詠子，長沼誠，根木真理子，他．小腸潰瘍を認めたIgG4関連疾患の1例．胃と腸 54: 537–542, 2019.

[14]Soularue E, Lepage P, Colombel JF, et al. Enterocolitis due to immune checkpoint inhibitors: a systematic review. Gut 67: 2056–2067, 2018.

先天性免疫缺陷引起的消化道病变的临床特征

竹内 一朗[1]

新井 胜大

摘要● 以前认为，小儿的炎症性肠道疾病（IBD），特别是未满6岁的极早期发病的炎症性肠道疾病，是原发性免疫缺陷症和自身炎症性疾病（总称为先天性免疫缺陷）伴随的肠炎。随着近年来遗传学的发展，引起肠炎的遗传病不断被发现，被称为"单基因遗传性IBD"和"孟德尔遗传病相关的IBD"。其中包括标准IBD治疗可引起严重感染的疾病，以及造血干细胞移植有效的疾病，因此需要明确诊断。本文将对在笔者所在医院治疗的先天性免疫缺陷患者的消化道病变与疾病一并解说。

关键词　原发性免疫缺陷症　先天性免疫缺陷　单基因遗传性 IBD　极早期发病的炎症性肠道疾病　造血干细胞移植

[1] 国立成育医療研究センター消化器科・小児炎症性腸疾患（IBD）センター

〒 157-8535 東京都世田谷区大蔵 2 丁目 10-1　E-mail：takeuchi-i@ncchd.go.jp

前言

在儿童期发病的炎症性肠道疾病（inflammatory bowel disease，IBD）中，无法诊断为溃疡性结肠炎（ulcerative colitis，UC）和Crohn 病（Crohn's disease，CD）的无法分类的炎症性肠道疾病的比例比成人高，由于炎症的类型和治疗反应性也多种多样，所以一直被认为是不同的群体。另外，IBD 是多种原因导致的疾病，特别是未满 6 岁的极早期发病的炎症性肠道疾病（very early onset IBD，VEO-IBD），被认为遗传因素与发病有很大的关系。近年来，由于新一代测序的出现等，遗传学有了很大的发展，VEO-IBD 中采用孟德尔遗传方式的遗传病陆续被发现，统称为"单基因遗传性IBD"和"孟德尔遗传病相关的 IBD"。现在，与肠上皮屏障和免疫应答相关的 60 多个基因被确定为致病

基因（**图1**），其中约 2/3 是与免疫相关的疾病。这些疾病也伴有免疫缺陷的自身炎症性疾病，因此被统称为先天性免疫缺陷（IEI）。

下面介绍了笔者所在医院经治的 5 种疾病，即伴随消化道病变的 IEI：① X 连锁凋亡抑制蛋白（X-linked inhibitor of apoptosis protein，XIAP）缺陷综合征，②白介素（interleukin，IL）-10/IL-10 受体基因异常症，③慢性肉芽肿病，④ A20 单倍体功能不全，⑤ Wiskott-Aldrich综合征。

XIAP缺陷综合征

1.关于疾病

XIAP 缺陷综合征（X 连锁淋巴增生综合征 2 型）是 2006 年被确定为家族性噬血细胞综合征的基因 X 染色体隐性遗传形式的疾病。很多患者以 EBV（Epstein-Barr virus）感染等为

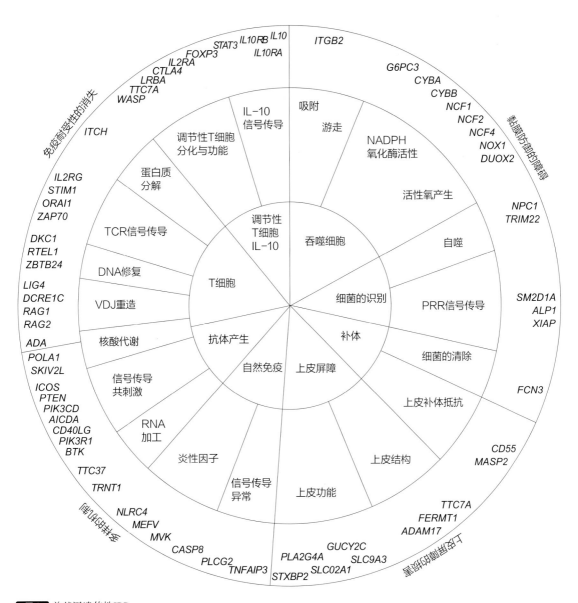

图1 单基因遗传性IBD

中心圆表示与IBD发病有关的细胞和细胞结构，外侧圆表示致病基因，中间表示基因相关的分子机制。

（转载自 "Pazmandi J, et al. Early-onset inflammatory bowel disease as a model disease to identify key regulators of immune homeostasis mechanisms. Immunol Rev 287: 162–185, 2019"，有部分改动）

契机反复发作噬血细胞综合征。凋亡抑制蛋白XIAP控制免疫应答和炎症反应，其缺损导致约20%的患者发生肠炎。虽然标准的IBD治疗效果有限，而且治疗过程往往很艰难，但造血干细胞移植可以改善严重的肠炎。发生肛门病变，病理组织学所见为隐窝炎、隐窝脓肿、类上皮肉芽肿，其临床影像与CD极为相似。实际上，在其他国家的团队研究中也有报告称，被诊断为CD的男孩中约4%为XIAP缺陷综合征。**图2**显示了伴随各IEI的肠炎的好发年龄，值得一提的是，XIAP缺陷综合征也存在成人病例。有必要对既往史和家族史等进行详细的问诊，同时确认有无低γ球蛋白和脾胃肿大等XIAP缺陷综合征的症状，并与CD进行鉴别。

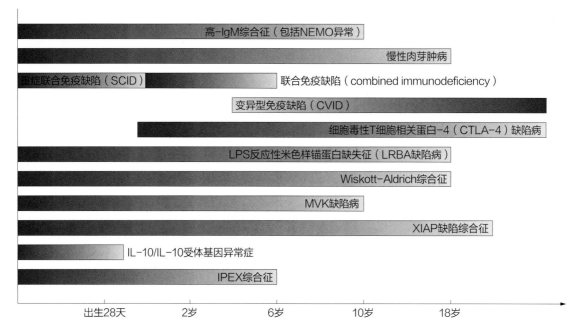

图2 伴随IEI的肠炎的好发年龄

NEMO：NF-kappa-B essential modulator（NF-κB基本调节剂）；SCID：severe combined immunodeficiency；CVID：common variable immunodeficiency；CTLA-4：cytotoxic T lymphocyte-associated protein 4；LRBA：LPS-responsive beige-like anchor protein；MVK：mevalonate kinase；XIAP：X-linked inhibitor of apoptosis protein；IL-10：interleukin-10；IPEX：immune dysregulation, polyendocrinopathy, enteropathy, X-linked syndrome（免疫失调、多发性内分泌病、肠病、X连锁）。

（转载自 "Tegtmeyer D, et al. Inflammatory bowel disease caused by primary immunodeficiencies-Clinical presentations, review of literature, and proposal of a rational diagnostic algorithm. Pediatr Allergy Immunol 28：412-429, 2017"，有部分改动）

2.病例提示

［**病例1**］ 3岁，男孩。

早产低体重儿，从新生儿时期开始出现水样便，反复出现原因不明的发热和皮疹。

从3岁开始腹泻加重，出现血便，经前医生仔细检查，起初诊断为CD，但因难治而转到笔者所在医院。虽然使用泼尼松龙得到了缓解，但随着药量逐渐减少而复发，出现痔瘘，大肠出现大小不一的椭圆形溃疡和广泛的纵向溃疡（**图3**）。英夫利昔单抗的效果不稳定，患者处于依赖类固醇和中心静脉营养的状态。由于发现XIAP病变，诊断为XIAP缺陷综合征，4岁时进行了造血干细胞移植。移植后，肠炎症状得到改善，可以经口进食。3个月后的内镜检查可见，肠炎的症状明显好转。

IL-10/IL-10受体基因异常症

1.关于疾病

IL-10是在自然免疫和获得免疫两方面都起到抑制作用的细胞因子，可以防止生物体内发生过度的炎症和自身免疫应答。IL-10在维持肠道的正常生理方面也发挥了重要作用，IL-10缺损和IL-10受体异常在出生后几个月就会引发伴随肛门病变的肠炎。这是一种严重的肠炎，IBD的标准治疗缺乏效果，倾向于早期需要依赖中心静脉营养、大肠切除、回肠造口术等外科治疗，另一方面，造血干细胞移植的效果也得到了证实。有易感染性、关节炎、皮肤炎、毛囊炎、B细胞性淋巴瘤等各种并发症，特别是IL-10R2（*IL-10RB*基因）是IL-10以外的IL受体，因此*IL-10RB*引起的并发症很多。常染色体隐性遗传形式的亚洲疾病较多，有报

	a
b	c
d	e
f	g

图3 ［**病例1**］XIAP缺陷综合征。3岁，男孩

a 在病情急性期出现的6点方向的痔瘘。

b,c 病情急性期的内镜像（**b**：盲肠；**c**：乙状结肠）。

d,e 病情急性期的病理像（**d**：隐窝炎；**e**：类上皮肉芽肿）。

f,g 造血干细胞移植3个月后的内镜像（**f**：盲肠；**g**：乙状结肠）。

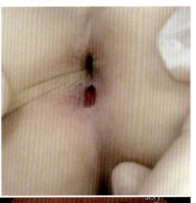

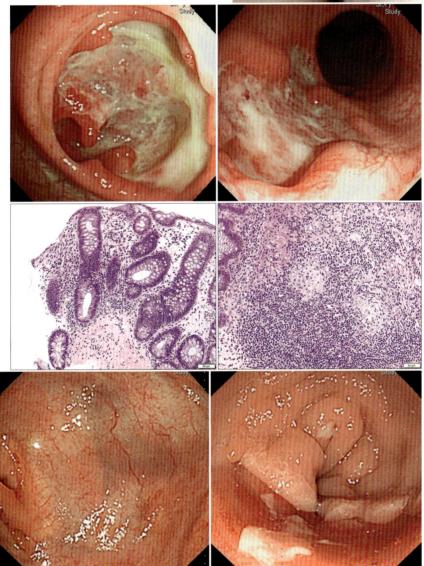

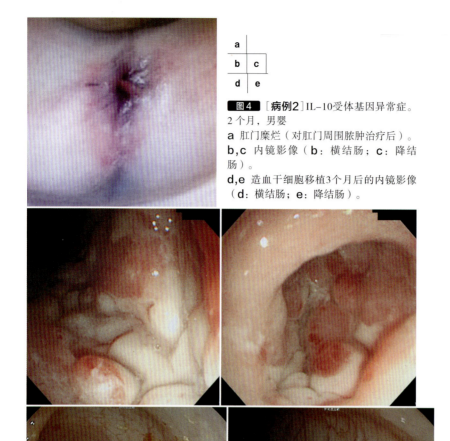

a | |
b | c |
d | e |

图4 ［**病例2**］IL-10受体基因异常症。
2个月，男婴
a 肛门糜烂（对肛门周围脓肿治疗后）。
b,c 内镜影像（b：横结肠；c：降结肠）。
d,e 造血干细胞移植3个月后的内镜影像（d：横结肠；e：降结肠）。

告称中国 VEO-IBD 的约 40% 为 IL-10/IL-10
受体基因异常症。

2.病例提示

［**病例2**］ 2个月，男婴。

男婴的父母是中国人，出生 14 天时出现肛门周围脓肿和面部湿疹，出生 1 个月后开始严重腹泻。围生期史和家族史无特殊。为了进一步检查，出生 2 个月时实施了肠镜检查，发现左半结肠有白苔的鹅卵石样改变（**图4**）。IL-10RA 发现病变，诊断为 IL-10 受体基因异常症，转入笔者所在医院进行造血干细胞移植。在等待过程中，患上了阴囊部蜂窝织炎和由细菌移位引起的败血症，但在出生 7 个月后实施造血干细胞移植后，脱离中心静脉营养，没有肠炎症状，可以进食，移植 3 个月后的肠镜也显示黏膜愈合。

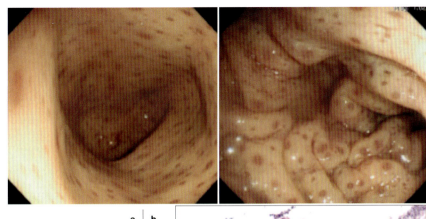

a	b
	c

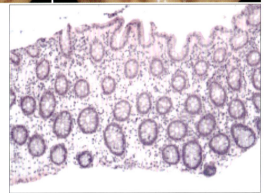

图5 ［**病例3**］慢性肉芽肿病。9岁，男孩
a,b 内镜像（**a**：横结肠；**b**：乙状结肠）。在黄色的浮肿状黏膜上发现淋巴滤泡样的暗褐色的色素斑。
c 病理组织像。绒毛间质发现具有褐色色素的巨噬细胞。

慢性肉芽肿病

1.关于疾病

慢性肉芽肿病是由构成吞噬细胞的NADPH氧化酶的 *CYBB* 基因和 *NCF2* 基因等的异常导致吞噬细胞失去杀菌能力引起的疾病。幼儿期反复出现重症细菌、真菌感染，在各脏器形成肉芽肿。如果是 *CYBB* 变异引起的，则采用X染色体隐性遗传形式，其他则采用常染色体隐性遗传形式，约有40%的患者可发生肠炎。合并肛门周围脓肿和口腔溃疡，非连续性的病变，具有类上皮肉芽肿和消化道全层的炎症出现，因此需要与CD相鉴别，但内镜观察到的豹纹和病理组织学观察到的具有褐色色素的巨噬细胞等慢性肉芽肿病所具有的特异性表现也有报告。该病对IBD的标准治疗缺乏反应的情况也不少，已经有报道称，患者使用英夫利昔单抗后因感染而死亡，故重症病例将考虑造血干细胞移植。

2.病例提示

［**病例3**］ 9岁，男孩。

2岁时由于罹患BCG结核进行了详细检查，被诊断为慢性肉芽肿病。

6岁时出现持续1个月的腹泻和腹痛，肠镜检查发现全大肠多发糜烂。被诊断为慢性肉芽肿病性肠炎，开始使用类固醇治疗，症状有所好转，因此逐渐减少并停止使用类固醇。9岁时再次腹泻，再次进行肠镜检查时，在黄色的浮肿状黏膜上发现了淋巴滤泡样的暗褐色的色素斑（**图5**）。开始使用5-氨基水杨酸制剂，之后症状有所缓解。

A20单倍体功能不全

1.关于疾病

A20单倍体功能不全是由于A20无法抑制与NF-κB转录相关的各种细胞内信号而产生的疾病，除了严重的肠炎以外，还会出现反复发热、复发性口腔内阿弗他溃疡、阴部溃疡、皮

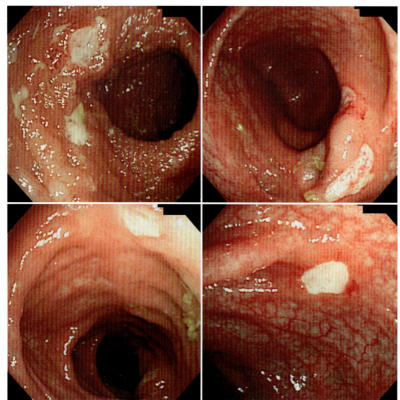

a	b
c	d

图6 ［**病例4**］A20单倍体功能不全内镜像。10岁，女孩。从回肠末端到全大肠发现多发的大小不一的椭圆形溃疡
a：回肠末端；**b**：盲肠；**c**：升结肠；**d**：横结肠。

疹、关节炎、眼部症状等白塞氏病样的症状。A20被编码在 *TNFAIP3* 基因中，即使异型接合也会导致病变的 A20 表达降低而发病。肠炎的发病者从婴儿到成人，范围很广，有重症的发展趋势，需要使用类固醇和生物制剂的病例不少。另外，合并 Th17 亢进、甲状腺功能低下和风湿性关节炎等各种自身免疫性疾病的病例也有报告。

2.病例提示

［**病例4**］ 10岁，女孩。

从出生 2 个月开始，伴随着腹痛和脚关节痛，反复出现周期性发热。5 岁时患肛门周围脓肿，10 岁时腹痛和脚关节疼痛加重，为进一步检查转院到笔者所在医院。肠镜观察发现，从回肠末端到大肠多发大小不一的椭圆形溃疡（**图6**）。病理组织像未见隐窝炎、隐窝脓肿，也未检出类上皮肉芽肿。由于合并了口腔溃疡和葡萄膜炎，怀疑是白塞氏病，但由于拒绝使

用阿达木单抗，所以引进了泼尼松龙。症状暂时得到改善，但随着泼尼松龙的逐渐减少而又复发。同时合并了甲状腺功能低下，其母亲也患有肠道白塞氏病和甲状腺功能低下。通过全外显子分析，*TNFAIP3* 中有与母亲相同的致病性变异，诊断为 A20 单倍体功能不全。

Wiskott–Aldrich综合征

1.关于疾病

Wiskott–Aldrich 综合征（WAS）是一种以①反复感染、②湿疹、③伴随血小板体积减小的血小板减少为 3 个特征的免疫缺陷症。由于参与信号传导和细胞骨架的 WAS 蛋白异常而发病，采用 X 染色体隐性遗传形式。约 10% 的人在幼儿期以肠炎发病，内镜检查呈现 UC 样和 CD 样等表现（参照**图7d**）。作为消化道外病变，已知有溶血性贫血、血管炎和关节炎等并发症。有报告称，对肠炎同时使用类固醇和

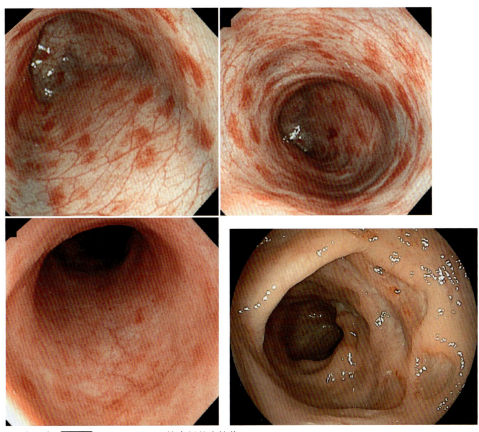

a	b
c	d

图7 Wiskott–Aldrich综合征的内镜像

［**病例5**］a～c 3个月，男婴。a：降结肠；b：乙状结肠；c：斑状的出血斑多发。
d Wiskott–Aldrich综合征的另一个病例。呈穿孔样。

环孢素有效，但也有易感染性和出血症状，因此造血干细胞移植比较适合。

2.病例提示

［**病例5**］ 3个月，男婴。

足月出生的男婴，出生后6天开始出现血便。前医生发现血小板减少，在输血小板的同时进行了进一步检查。由于没有发现WAS蛋白，发现*WASP*基因有致病性变异，因此被诊断为Wiskott–Aldrich综合征。转到笔者所在医院后施行内镜检查，发现全大肠有斑状出血斑块（**图7a～c**），但没有发现明显的糜烂和溃疡（**图7d**是其他Wiskott–Aldrich综合征患者的内镜像）。

出生8个月时实施了造血干细胞移植后，血便症状好转，也没有必要输血小板。

伴随IEI的肠炎的诊断

目前，尚无伴随IEI的肠炎的诊疗指南，虽然Uhlig等提出了鉴别的步骤，但其诊断方法并不容易。详细询问发病时间、症状的推移、家族史和其他既往史等，观察口腔内和肛门病变，不要忽视皮肤、关节病变等肠道外并发症，进行身体观察。在一般的抽血检查中，除了作为IBD的评估之外，通过各种球蛋白、补体等的评估进行免疫学的筛选，以及通过流式细胞术的淋巴细胞评估也很重要。在怀疑伴随IEI的肠炎的情况下（**表1**）和治疗抵抗性的病例中，基因分析是很重要的。到目前为止，对IEI的基因分析一直是各诊疗机构研究的一环，从2018年4月开始，可将20种疾病的致病基

表1 怀疑伴随IEI的肠炎的要点

怀疑点	注释
家族史	多数家族，男性发病多的家族
标准治疗抗药性	用类固醇、生物制剂治疗得不到改善
皮肤病变/指甲萎缩、毛发异常	合并湿疹、水疱、毛囊炎等
重度、极早期发病的肛门病变	形成痔瘘或脓肿等
淋巴系统器官的异常	合并化脓性淋巴结炎或脾肿大
易感染性	脱离感染症的一般临床图像
噬血细胞综合征	以EBV或巨细胞病毒感染等为契机发病
其他自身免疫性疾病	合并关节炎、硬化性胆管炎、甲状腺炎等内分泌疾病
早期进展性/肿瘤性病变	合并非Hodgkin淋巴瘤和皮肤、甲状腺肿瘤等
非典型的内镜所见/组织所见	可见上皮的凋亡和胚胎中心的消失

EBV：Epstein-Barr virus。

（转载自 "Uhlig HH. Monogenic diseases associated with intestinal inflammation: mplications for the understanding of inflammatory bowel disease. Gut 62: 1795-1805, 2013"，有部分改动）

表2 单基因遗传IBD中作为医疗保险诊疗分析对象的基因（疾病）

XIAP（XIAP缺陷综合征）	*LRBA*（LRBA缺陷病）
FOXP（IPEX综合征）	*IL2RA*（IL2RA缺陷病）
WASP（Wiskott-Aldrich综合征）	*STAT1*（慢性皮肤黏膜念珠菌病）
IL10，*IL10RA*，*IL10RB*（IL10异常症）	*CTLA4*（CTLA4缺陷病）
CYB，*CYBB*，*NCF2*，*NCF4*（慢性肉芽肿）	*MALT1*（MALT1缺陷病）
TNFAIP3（A20单倍体功能不全）	*STAT5B*（STAT5B缺陷病）
SLCO2A1（非特异性多发性小肠溃疡）	*IL21*（IL-2缺陷病）
TTC7A（TTC7A缺陷病）	

因作为遗传学检查对象，通过医疗保险诊疗进行分析（**表2**）。迄今为止，随着有限的基因分析被广泛进行，预计能够进行诊断的患者将会增加。另一方面，20种疾病以外的疾病和新的IEI无法诊断。在临床影像中怀疑是IEI，但在组套检测分析中没有符合条件的情况下，需要搜索其他疾病的体制，以及进行全外显子分析、全基因组分析、RNA分析，将临床数据和基因信息存储在统一的数据库中。

今后，随着遗传学检查适用于保险，被正确诊断的患者将越来越多，如果疾病特有的内镜观察和病理组织学观察被确定的话，不仅适用于遗传学检查的讨论，而且对等待遗传学检查结果期间的适当的治疗和管理也会做出贡献。

结语

虽然对伴随消化道病变的IEI进行了阐述，但由于患者数量少，即使是同一种疾病，也会呈现出各种各样的症状和观察结果，因此特异性的内镜检查和病理组织学检查还没有确立。

参考文献

[1]Prenzel F, Uhlig HH. Frequency of indeterminate colitis in children and adults with IBD—a metaanalysis. J Crohns Colitis 3: 277-281, 2009.

[2]Kaser A, Zeissig S, Blumberg RS. Genes and environment: how will our concepts on the pathophysiology of IBD develop in the future? Dig Dis 28: 395-405, 2010.

[3]Uhlig HH. Monogenic diseases associated with intestinal inflammation: implications for the understanding of inflammatory bowel disease. Gut 62: 1795-1805, 2013.

[4]Pazmandi J, Kalinichenko A, Ardy RC, et al. Early-onset inflammatory bowel disease as a model disease to identify key regulators of immune homeostasis mechanisms. Immunol Rev

287: 162–185, 2019.

[5]Rigaud S, Fondan è che MC, Lambert N, et al. XIAP deficiency in humans causes an X–linked lymphoproliferative syndrome. Nature 444: 110–114, 2006.

[6]Yang X, Miyawaki T, Kanegane H. SAP and XIAP deficiency in hemophagocytic lymphohistiocytosis. Pediatr Int 54: 447–454, 2012.

[7]Ono S, Okano T, Hoshino A, et al. Hematopoietic stem cell transplantation for XIAP deficiency in Japan. J Clin Immunol 37: 85–91, 2017.

[8]Aguilar C, Lenoir C, Lambert N, et al. Characterization of Crohn disease in X–linked inhibitor of apoptosis–deficient male patients and female symptomatic carriers. J Allergy Clin Immunol 134: 1131–1141, 2014.

[9]Zeissig Y, Petersen BS, Milutinovic S, et al. XIAP variants in male Crohn's disease. Gut 64: 66–76, 2015.

[10]Tegtmeyer D, Seidl M, Gerner P, et al. Inflammatory bowel disease caused by primary immunodeficiencies–Clinical presentations, review of literature, and proposal of a rational diagnostic algorithm. Pediatr Allergy Immunol 28: 412–429, 2017.

[11]Glocker EO, Kotlarz D, Boztug K, et al. Inflammatory bowel disease and mutations affecting the interleukin–10 receptor. N Engl J Med 361: 2033–2045, 2009.

[12]Kotlarz D, Beier R, Murugan D, et al. Loss of interleukin–10 signaling and infantile inflammatory bowel disease: implications for diagnosis and therapy. Gastroenterology 143: 347–355, 2012.

[13]Zhu L, Shi T, Zhong C, et al. IL–10 and IL–10 receptor mutations in very early onset inflammatory bowel disease. Gastroenterology Res 10: 65–69, 2017.

[14]Xiao Y, Wang XQ, Yu Y, et al. Comprehensive mutation screening for 10 genes in Chinese patients suffering very early onset inflammatory bowel disease. World J Gastroenterol 22: 5578–5588, 2016.

[15]Alimchandani M, Lai JP, Aung PP, et al. Gastrointestinal histopathology in chronic granulomatous disease: a study of 87 patients. Am J Surg Pathol 37: 1365–1372, 2013.

[16]Obayashi N, Arai K, Nakano N, et al. Leopard skin–like colonic mucosa: a novel endoscopic finding of chronic granulomatous disease–associated colitis. J Pediatr Gastroenterol Nutr 62: 56–59, 2016.

[17]Arnold DE, Heimall JR. A review of chronic granulomatous disease. Adv Ther 34: 2543–2557, 2017.

[18]Kadowaki T, Ohnishi H, Kawamoto N, et al. Haploinsufficiency of A20 causes autoinflammatory and autoimmune disorders. J Allergy Clin Immunol 141: 1485–1488, 2018.

[19]Zhou Q, Wang H, Schwartz DM, et al. Loss–of–function mutations in TNFAIP3 leading to A20 haploinsufficiency cause an early–onset autoinflammatory disease. Nat Genet 48: 67–73, 2016.

[20]Ma A, Malynn BA. A20: linking a complex regulator of ubiquitylation to immunity and human disease. Nat Rev Immunol 12: 774–785, 2012.

[21]Hartono S, Ippoliti MR, Mastroianni M, et al. Gastrointestinal disorders associated with primary immunodeficiency diseases. Clin Rev Allergy Immunol 2018 May 13 [Epub ahead of print].

[22]Dupuis–Girod S, Medioni J, Haddad E, et al. Autoimmunity in Wiskott–Aldrich syndrome: risk factors, clinical features, and outcome in a single–center cohort of 55 patients. Pediatrics 111: e622–627, 2003.

[23]Candotti F. Clinical manifestations and pathophysiological mechanisms of the Wiskott–Aldrich syndrome. J Clin Immunol 38: 13–27, 2018.

[24]Ngwube A, Hanson IC, Orange J, et al. Outcomes after allogeneic transplant in patients with Wiskott–Aldrich syndrome. Biol Blood Marrow Transplant 24: 537–541, 2018.

[25]Uhlig HH, Schwerd T, Koletzko S, et al. The diagnostic approach to monogenic very early onset inflammatory bowel disease. Gastroenterology 147: 990–1007, 2014.

Summary

Clinical Characteristics of Enterocolitis Associated with Inborn Errors of Immunitiy

Ichiro Takeuchi[1], Katsuhiro Arai

Enterocolitis associated with inborn errors of immunity is a known cause of pediatric–onset IBD (inflammatory bowel disease). Recent advancements in genetics have revealed numerous hereditary diseases that may result in IBD–like phenotypes; they are known as "monogenic IBD" or "Mendelian disease–associated IBD." Immunosuppressive therapy for IBD may result in serious infection. However hematopoietic stem cell transplantation may be a treatment of choice for some monogenic IBDs. Therefore, prompt diagnosis of monogenic IBDs is crucial for appropriate treatment and management. In this chapter, we discuss enterocolitis associated with inborn errors of immunity and present some cases experienced at our hospital.

[1]Division of Gastroenterology, National Center for Child Health and Development, Tokyo.

在染色体异常（trisomy 8）下观察到的白塞氏病类似消化道病变

本泽 有介 [1]

林 佑树

北本 博规

冈部 诚

山田 聪

山本 修司

妹尾 浩

摘要●骨髓异常增生综合征（MDS）是一种以末梢血液中的血细胞减少和骨髓的无效造血为特征的血液疾病，但有时也会合并自身免疫性疾病。特别是伴随8号染色体异常（trisomy 8）的MDS，被认为是肠道白塞氏病或白塞氏病类似消化道病变。其临床表现与不合并trisomy 8的白塞氏病有很多不同之处，一般认为其预后不良。本文基于近年来的报告例和经治的病例，对trisomy 8中发现的白塞氏病类似消化道病变的临床表现、消化道病变的特征进行概述。

关键词 骨髓异常增生综合征（MDS） 染色体异常（trisomy 8） 白塞氏病 消化道溃疡 预后不良

[1] 京都大学医学部附属病院消化器内科 〒606–8507 京都市左京区聖護院川原町54

前言

骨髓异常增生综合征（myelodysplastic syndromes，MDS）是以末梢血液中的血细胞减少和骨髓的无效造血为特征的血液疾病，其病理多种多样，因此与呈现类似疾病表现的其他疾病的鉴别是一大问题。特别是在合并自身免疫性疾病的情况下，自1988年根桥等的报告以来，以日本为中心的MDS合并白塞氏病备受关注。Tada等在上述MDS合并的白塞氏病中，特别发现了伴随8号染色体异常（trisomy 8）的肠道白塞氏病，日本以外也有肠道白塞氏病或肠道白塞氏病类似消化器官病变的报告。但是，与不合并trisomy 8的肠道白塞氏病相比，合并trisomy 8的病例包括临床上的预后也有很多不同之处，其消化道病变的异同近年也有报告。本文基于近年来的报告病例和经治的病例，

对trisomy 8中发现的白塞氏病类似消化道病变的临床表现及其特征进行了概述。

MDS和免疫异常

MDS有可能合并自身免疫疾病（血管炎、白塞氏病、多发性关节炎、Sweet病、坏疽性脓皮症、肾小球肾炎、Crohn病、肺泡蛋白质沉积症等），有报告称其病理与IL-1、IL-6、IL-17、TNF-α（tumor necrosis factor-α）、IFN-γ（interferon-γ）等炎性细胞因子有关。特别有意思的是，报告显示这种合并自身免疫性疾病的MDS病例与未合并的MDS病例相比，生存率明显降低。另外，根据病例的不同，自身免疫性疾病的症状也会先于血细胞减少而出现，在自身免疫性疾病的病例中出现贫血时，不要轻易断定是炎症性贫血，应怀疑MDS的存在，可考虑骨髓穿刺等检查。

肠道白塞氏病的消化道病变

白塞氏病通过口腔黏膜复发性溃疡、皮肤症状（结节性红斑样皮疹、皮下血栓性静脉炎、毛囊炎样/痤疮样皮疹）、眼睛症状（虹彩炎、葡萄膜炎）、外阴部溃疡等主要症状，以及关节炎、附睾炎和回盲部溃疡为代表的消化道病变、血管病变、神经病变等次要症状来诊断。伴随白塞氏病的消化道病变以回盲部为中心，以单发或多发的溃疡为特征，有时还伴有回盲瓣的破坏。形态为圆形或椭圆形，多为穿透倾向强的穿透样深溃疡，溃疡边缘清晰，周围黏膜无明显炎症。病理组织学上呈慢性活动性非特异性炎症像，溃疡底部肉芽组织和胶质原纤维增生较弱，纤维化等组织反应较轻，病理组织学上的特征是穿孔的风险较高。

trisomy 8阳性MDS病例的特征

在韩国报告的13例合并骨髓缺陷（bone marrow failure，BMF）的白塞氏病例中，90.9%被确认为染色体异常,70%合并trisomy 8。另外，在有无消化道病变方面，合并BMF的白塞氏病更明显地具有消化道病变。在法国报告的具有trisomy 8的11例MDS或合并骨髓增生肿瘤（myeloproliferative neoplasm，MPN）的白塞氏病类似病例中，与未合并MDS/MPN的白塞氏病相比，年龄大、眼部症状少且消化道病变较多。Tada等也做了同样的报告，认为日本也有同样的倾向。有趣的是，Kawabata等报告说，合并具有trisomy 8的MDS的消化器官症状在白血病后得到改善（患者因白血病而死亡）。另外，也有报告显示，患有trisomy 8的白血病例很少合并白塞氏病，这暗示了trisomy 8的病理生理表现在血液疾病中可能不同。

trisomy 8阳性MDS病例的消化道病变

虽然没有大规模的团队研究，但以前认为trisomy 8合并消化道病变的概率较低。因此，

特征性的消化道病变的详细情况也不清楚，吉田等报告说，与回盲部具有典型消化道病变的肠道白塞氏病相比，回盲部的深溃疡较少，为25%（5/20），末端回肠中边界清晰的浅层小溃疡多发的例子多，为85%（17/20）。另外，在川野等的报告中，3例中有2例以盲肠、末端回肠为中心，伴有边界清晰的浅溃疡或椭圆形多发溃疡，1例回盲部呈深溃疡。另一方面，梁井等的报告中，对临床诊断为肠道白塞氏病或单纯性溃疡的2例trisomy 8阳性消化道病变进行了内镜观察，均在回盲部发现了穿透性溃疡，并且在空肠和结肠也发现了多发溃疡，但trisomy 8阴性消化道病变在末端回肠呈现穿透性溃疡的倾向较强。另外，在锷田等的剖检病例的讨论中，报告了trisomy 8合并白塞氏病，空肠也发现了穿透性溃疡。总结这些观察结果，trisomy 8合并白塞氏病类似消化道病变，很多情况下病变部位除回盲部外，也可在空肠和结肠等部位，溃疡有多发倾向，可能伴随弥漫性浅层溃疡。病理组织学检查多数与肠道白塞氏病一样，以慢性活动性非特异性炎症像为主体，没有提及两者的明确区别的报告，没有确认明显的异同。

trisomy 8阳性MDS病例的临床表现

关于症状，由于合并MDS，以大量血便为代表的突发消化道出血成为诊断依据的报告很多。预后一般不良，多由感染引起。主要原因是MDS的血细胞减少，加上需要免疫抑制治疗的病例较多，笔者所在医院的病例也全部因败血症死亡。但是，包括自己经治的病例在内的多个报告中也有指出，使用抗TNFα制剂可以暂时改善消化道病变，早期的治疗干预也有可能有助于改善预后，笔者认为对本疾病的认知非常重要。

笔者所在医院有消化道病变的trisomy 8阳性MDS病例分析

笔者所在医院有6例具有肠道白塞氏病或

表1 笔者所在医院患有白塞氏病或白塞氏病类似消化道病变的trisomy 8阴性组及阳性组的患者背景

	trisomy 8（－） （n=22）	MDS trisomy 8（＋） （n=6）	P值
年龄中位数	31	41	n.s.
性别（男：女）	7：15	3：3	n.s.
病变部位			
眼	8（36.4%）	0（0%）	—
皮肤	12（54.5%）	4（66.7%）	n.s.
口腔内	15（68.2%）	5（83.3%）	n.s.
阴部溃疡	15（68.2%）	2（33.3%）	n.s.
关节	16（72.7%）	2（33.3%）	n.s.
神经	1（4.5%）	1（16.7%）	n.s.
完全型 （白塞氏病）	4（18.2%）	0（0%）	—
死亡	2（9.1%）	6（100%）	<0.01

n.s.＝不显著（not significant）。

肠道白塞氏病类似消化道病变的 trisomy 8 阳性 MDS 病例。因此，此次与 22 例 trisomy 8 阴性、没有 MDS 的肠道白塞氏病进行了比较研究。分别将病例组设为 trisomy 8 阳性组和阴性组，患者背景在**表1**中表示。虽然在患者背景的讨论中没有发现显著差异，但 trisomy 8 阳性组倾向于发病年龄较高，与既往报告相同，消化道以外的病变部位中，眼部症状较少（本院为 0 例）。消化道病变部位难以显示明显差异，但我院施行内镜检查的 6 例检查病例中，4 例均在末端回肠～升结肠呈现边界清晰的穿透性溃疡或糜烂（**图1**）。预后如**表1**及**图2**所示，trisomy 8 阳性组明显不良，其中多数在发病数年后死亡。关于

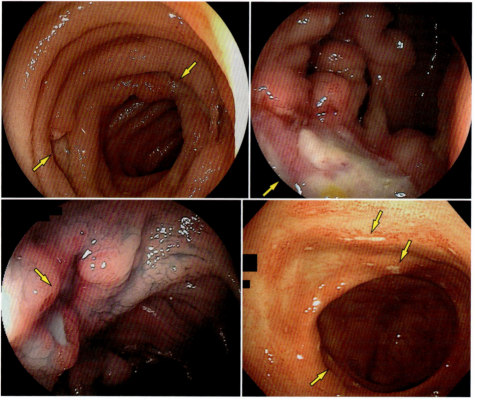

a	b
c	d

图1 笔者所在医院trisomy 8阳性MDS病例4例的内镜所见（未提示的2例中，1例在其他医院实施内镜检查，1例因回肠穿孔没有内镜像）

a 远端回肠可见穿透性溃疡（黄箭头）。
b 升结肠可见略深的穿透性溃疡（黄箭头）。
c 升结肠可见穿透性溃疡（黄箭头）。
d 盲肠～升结肠可见弥漫性浮肿、发红、糜烂（黄箭头）。

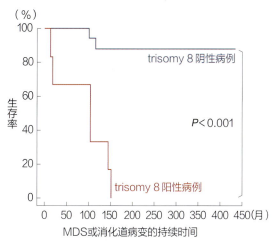

图2 探讨笔者所在医院具有消化道病变的trisomy 8阳性MDS病例的预后。利用Kaplan-Meier法比较了6例具有消化道病变的trisomy 8阳性MDS病例和22例无MDS的肠道白塞氏病的生存率，结果发现trisomy 8阳性组的生存率明显较低

表2 笔者所在医院trisomy 8阴性组和阳性组的治疗内容

	trisomy 8（-）（n=22）	MDS trisomy 8（+）（n=6）
泼尼松龙（PSL）	21（95.5%）	6（100%）
环孢素（CsA）	8（36.4%）	3（50.0%）
英夫利昔单抗（IFX）	9（40.9%）	3（50.0%）
阿达木单抗（ADA）	4（18.2%）	2（33.3%）
他克莫司（FK）	3（13.6%）	4（66.7%）
美沙拉嗪（ASA）	13（59.1%）	4（66.7%）
硫唑嘌呤（AZA）	8（36.4%）	3（50.0%）
秋水仙碱	12（54.5%）	4（66.7%）
BMT	0（0%）	2（33.3%）

BMT：骨髓移植（bonemarrow transplant）。

其原因，全部因感染而死亡。

治疗内容的比较见表2，trisomy 8阳性组中有骨髓移植的例子，虽然治疗比较困难，但其他治疗药物没有太大的差异。近年来的病例中也使用了生物制剂等，也有认为可以通过治疗延长预后的病例。

病例

本院的4例。

[病例1] 78岁时确诊贫血，内镜检查发现回盲部溃疡，HLA-B51阳性，被诊断为肠道白塞氏病，虽然接受了治疗，但在治疗过程中血细胞减少，经过仔细检查后诊断为MDS trisomy 8。虽然通过使用生物制剂暂时得到改善，但还合并了被认为是神经白塞氏病的神经症状，最终因败血症性休克死亡（图3）。

[病例2] 30岁时以口腔内溃疡、阴部溃疡为主诉来笔者所在医院就诊，怀疑患有白塞氏病，内镜检查见到回盲部溃疡。同年11月发现腹痛症状加重，当时的血液检查中发现血细胞减少，详细检查后诊断为MDS trisomy 8。之后，包括脐血移植在内，尝试了免疫抑制剂、类固醇等治疗，但均未奏效，最终因败血症性

休克死亡（图4）。

[病例3] 18岁时有发热、腹泻症状，内镜检查发现末端回肠～升结肠多发溃疡，几乎同一时期又发现口腔溃疡、外阴部溃疡、毛囊炎样皮疹，被诊断为白塞氏病。进行类固醇治疗也没有改善，之后发现血细胞减少，经仔细检查诊断为MDS trisomy 8。进行免疫抑制剂治疗也没有改善，最终因败血症性休克死亡（图5）。

[病例4] 55岁时以腹泻、发热为主诉，经内镜检查发现阑尾～升结肠有弥漫性多发小溃疡。同时伴有血细胞减少，经仔细检查诊断为trisomy 8阳性MDS。对MDS实施了同种骨髓移植，但因呼吸道感染导致败血症性休克死亡（图6）。

结语

对trisomy 8中发现的白塞氏病类似消化道病变进行了包括经治的病例在内的讨论。患有消化道病变的MDS trisomy 8阳性病例预后不良，其死因主要是感染，并与包括出血在内的并发症有关。治疗困难的主要原因是MDS trisomy 8相关的血细胞异常，再加上免疫抑制剂等的长期使用也有可能会有影响。但是，也

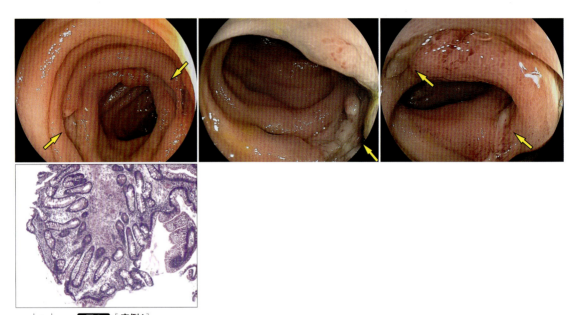

a	b	c
d		

图3 ［病例1］

a 中段回肠可见穿透性溃疡（黄箭头）。

b 回肠末端可见较深的穿透性溃疡（黄箭头）。

c 盲肠浅层溃疡多发（黄箭头）。

d 回肠的活检病理组织像。可见以淋巴细胞和浆细胞为主体，包括嗜中性粒细胞在内的炎症细胞浸润。

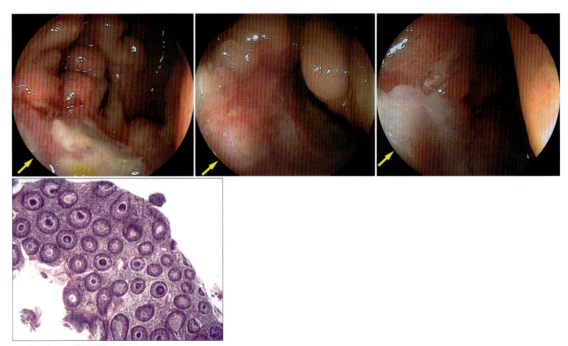

a	b	c
d		

图4 ［病例2］

a 在Bauhin瓣膜附近的升结肠处可见穿透性溃疡（黄箭头）。

b 上行结肠可见伴有部分再生上皮的穿透性溃疡（黄箭头）。

c 回肠末端部可见浅而广泛的溃疡，肠管狭窄化（黄箭头）。

d 上行结肠的活检病理组织像。间质呈水肿状，有轻度炎症细胞浸润及部分肉芽形成。

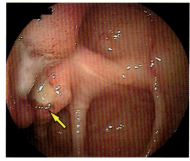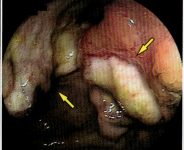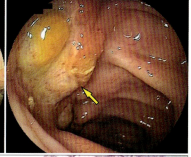

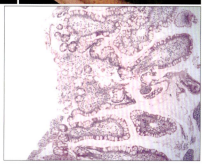

a	b	c
		d

图5 ［病例3］

a 阑尾处可见较深的穿透性溃疡（黄箭头）。

b 升结肠多发穿透性溃疡（黄箭头）。

c 升结肠可见穿透性溃疡（黄箭头）。

d 升结肠溃疡周围的活检病理组织像。表层可见隐窝炎和隐窝脓肿，间质中可见嗜中性粒细胞主体的炎症细胞浸润和纤维化。

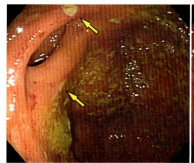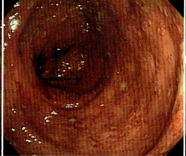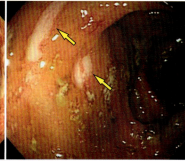

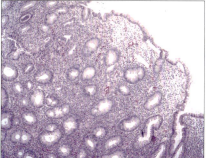

a	b	c
		d

图6 ［病例4］

a 盲肠～升结肠可见弥漫性小溃疡多发（黄箭头）。

b 升结肠可见弥漫性浮肿、发红、糜烂。

c 升结肠周围可见伴有炎症黏膜的浅层多发溃疡（黄箭头）。

d 升结肠的活检病理组织像。间质呈水肿状，有轻度嗜中性粒细胞主体的炎症细胞浸润。

有部分病例报告通过生物制剂可以延长预后，因此在早期的介入治疗中，今后的病例积累非常重要。

参考文献

[1]川端浩，高折晃史．MDSの診断と臨床像．最新医70：2114-2120, 2015.

[2]根橋良雄，鳥居泰志，矢口誠，他．血小板減少を主徴とするmonopathicな骨髄異形成症候群にみられた不全型ベーチェット病の1例．臨血 29；1097-1102, 1988.

[3]Tada Y, Koarada S, Haruta Y, et al. The association of Behçet's disease with myelodysplastic syndrome in Japan；a review of the literature. Clin Exp Rheumatol 24：S115-119, 2006.

[4]Ahn JK, Cha HS, Koh EM, et al. Behcet's disease associated with bone marrow failure in Korean patients；clinical characteristics and the association of intestinal ulceration and trisomy 8. Rheumatology（Oxford）47：1228-1230, 2008.

[5]Wesner N, Drevon L, Guedon A, et al. Gastrointestinal Behcet's-like disease with myelodysplastic neoplasms with trisomy 8：a French case series and literature review. Leuk Lymphoma 60：1782-1788, 2019.

[6]Toyonaga T, Nakase H, Matsuura M, et al. Refractoriness of intestinal Behçet's disease with myelodysplastic syndrome involving trisomy 8 to medical therapies – our case experience and review of the literature. Digestion 88：217-221, 2013.

[7]Hisamatsu T, Naganuma M, Matsuoka K, et al. Diagnosis and management of intestinal Behçet's disease. Clin J Gastroenterol 7：205-212, 2014.

[8]Saif MW, Hopkins JL, Gore SD. Autoimmune phenomena in patients with myelodysplastic syndromes and chronic myelomonocytic leukemia. Leuk Lymphoma 43：2083-2092, 2002.

[9]Braun T, Fenaux P. Myelodysplastic Syndromes（MDS）and autoimmune disorders（AD）：cause or consequence?. Best Pract Res Clin Haematol 26；327-336, 2013.

[10]Okamoto T, Okada M, Mori A, et al. Correlation between immunological abnormalities and prognosis in myelodysplastic syndrome patients. Int J Hematol 66：345-351, 1997.

[11]「ベーチェット病に関する調査研究」平成21年度総括・分担研究報告書．厚生労働科学研究費補助金難治性疾患克服対策研究事業, 2010.

[12]野上晃司，應田義雄，松本譽之．消化管ベーチェット病の診断と治療．Gastroenterol Endosc 54：3115-3123, 2012.

[13]Kawabata H, Sawaki T, Kawanami T, et al. Myelodysplastic syndrome complicated with inflammatory intestinal ulcers：significance of trisomy 8. Intern Med 45：1309-1314, 2006.

[14]Kimura S, Kuroda J, Akaogi T, et al. trisomy 8 involved in myelodysplastic syndromes as a risk factor for intestinal ulcers and thrombosis—Behçet's syndrome. Leuk Lymphoma 42：115-121, 2001.

[15]吉田篤史，遠藤豊，上野文昭．Trisomy 8を伴った骨髄異形成症候群に合併した小腸潰瘍．Gastroenterol Endosc 57：170-171, 2015.

[16]川野誠司，平岡佐規子，岡田裕之．8番染色体異常（trisomy 8）を伴う骨髄異形成症候群に合併する多発潰瘍性腸炎．IBD Res 12：98-103, 2018.

[17]梁井俊一，中村昌太郎，川崎啓祐，他．小腸の非腫瘍性疾患—腸管Behçet病/単純性潰瘍．胃と腸 54：496-503, 2019.

[18]鍔田利恵子，鈴木文仁，杉原毅彦，他．腸管Behçet病に仙腸関節炎および第8トリソミーを伴う骨髄異形成症候群（RAEB-t）を合併した一剖検例．日臨免疫会誌 28：48-55, 2005.

[19]Kimura M, Tsuji Y, Iwai M, et al. Usefulness of adalimumab for treating a case of intestinal Behçet's disease with trisomy 8 myelodysplastic syndrome. Intest Res 13：166-169, 2015.

[20]柏戸佑介，吉田健志，押領司健介，他．腸管型Behcet病様の病態を示した骨髄異形成症候群の一例．松山赤十字病医誌 38：69-74, 2013.

Summary

Gastrointestinal Lesions of Behçet-like Disease Observed in Trisomy 8

Yusuke Honzawa[1], Yuki Hayashi,
Hiroki Kitamoto, Makoto Okabe,
Satoshi Yamada, Shuji Yamamoto,
Hiroshi Seno

MDS（myelodysplastic syndrome）is a hematologic disease characterized by peripheral cytopenia and ineffective hematopoiesis in the bone marrow and often complicated with autoimmune diseases. MDS with chromosome 8 abnormality （trisomy 8）demonstrates gastrointestinal lesions characteristic of Behçet's disease or Behçet-like diseases. The clinical features of gastrointestinal lesions in MDS with trisomy 8 are different from those of gastrointestinal lesions without trisomy 8, and the prognosis is generally considered to be poor. In this report, we describe the clinical features and characteristics of Behçet-like gastrointestinal lesions with trisomy 8-positive MDS based on recent reports and our own cases.

[1]Department of Gastroenterology and Hepatology, Kyoto University Hospital, Kyoto, Japan.

IgG4 相关消化道病变

神泽 辉实 [1]

来间 佐和子

千叶 和朗

小泉 理美

吉本 宪介

菊山 正隆

能登原 宪司 [2]

摘要●提示与IgG4相关性疾病类似的机制，IgG4相关消化道病变的疾病概念尚未确立。被报告为IgG4相关消化道病变的例子主要分为两种类型：一种是黏膜下产生大量IgG4阳性浆细胞浸润和纤维化，在胃和食管上呈现明显的壁肥厚；另一种是在胃和大肠等处产生IgG4相关的假肿瘤。IgG4相关消化道病变的诊断，除了形成伴有多个IgG4阳性浆细胞浸润的肿瘤和壁厚之外，还需要判断席状纤维化、阻塞性静脉炎等具有特征的病理组织像、高IgG4血症、其他IgG4相关性疾病的合并等。固有肌层内呈肌状的淋巴细胞和浆细胞的密集浸润，黏膜固有层深部的浆细胞的聚簇，有可能是本病变的特异性病理所见。

关键词　IgG4　IgG4 相关性疾病　浆细胞　消化道

[1] 東京都立駒込病院消化器内科　〒 113-8677 東京都文京区本駒込 3 丁目 18-22　E-mail : kamisawa@cick.jp

[2] 倉敷中央病院病理診断科

前言

　　胰腺形成肿块的肿块性胰腺炎，以前被诊断为胰腺癌而被切除。1991 年，在对其切除标本的病理组织学检索中，关于淋巴浆细胞硬化性胰腺炎（lymphoplasmacytic sclerosing pancreatitis，LPSP），报告了由淋巴细胞和浆细胞的紧密浸润和纤维化形成的特殊胰腺炎。1995 年，东京女子医科大学的研究小组提出了一种由类固醇治疗有效、自身免疫机制干预发病的自身免疫性胰腺炎的疾病概念，其病理组织像呈 LPSP。之后在 2001 年，信州大学的团队报告了自身免疫性胰腺炎患者血液中的 IgG4 值高频率上升的现象。之后在 2001 年，信州大学的研究小组报告了自身免疫性胰腺炎患者血液中的 IgG4 值高频率上升的现象。在自身免疫性胰腺炎患者的胰腺中浸润了多个 IgG4 阳性浆细胞，并且经常与自身免疫性胰腺炎并发的胆管狭窄、唾液腺肿大和泪腺肿大等病灶也呈现出与胰腺类似的病理组织像。由此，笔者们在 2003 年提出了 IgG4 相关全身性疾病的疾病概念（IgG4 相关全身性疾病）。目前，这一概念被命名为 "IgG4 相关性疾病"，作为 21 世纪诞生的新型全身性疾病而受到全世界关注。

IgG4相关性疾病

　　IgG4 相关性疾病是由于各脏器内淋巴细胞和 IgG4 阳性浆细胞的密集浸润和纤维化，导致肿大或结节、肥厚性病变的全身性疾病。纤维化是指小型纺锤形细胞和炎性细胞呈错综复杂排列的席状纤维化（**图 1a**），常伴有阻塞性静脉炎（**图 1b**）。多发生于相对高龄的男性，发

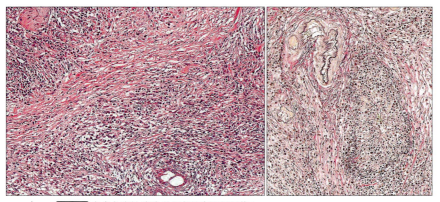

图1 自身免疫性胰腺炎患者的病理组织像
a 胰腺的席状纤维化（HE染色）。
b 胰腺的阻塞性静脉炎（Elastica染色）。

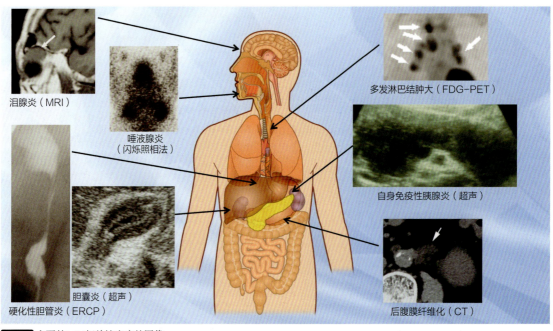

泪腺炎（MRI）

唾液腺炎
（闪烁照相法）

硬化性胆管炎（ERCP）

胆囊炎（超声）

多发淋巴结肿大（FDG-PET）

自身免疫性胰腺炎（超声）

后腹膜纤维化（CT）

图2 主要的IgG4相关性疾病的图像

病机制尚不清楚。胰腺（自身免疫性胰腺炎）、胆管（硬化性胆管炎）、唾液腺、泪腺、后腹膜（后腹膜纤维化）、肾脏等部位的发病率较高。此外，淋巴结、中枢神经系统、甲状腺、肺、肝、动脉、前列腺、乳腺等也会发生病变（**图2**）。几乎看不到泪腺和淋巴结纤维化。临床上因脏器病变而呈现不同的症状，有时伴随脏器肿大或肥厚引起的闭塞、压迫症状，以及细胞浸润和纤维化引起的脏器功能不全等严重并发症。

也就是说，肝、胆、胰病变者会出现梗阻性黄疸，腹膜病变者会出现肾积水，肺部病变者会出现呼吸道症状等。通过血液检查可确认高IgG4血症、高IgG血症、自身抗体等。

疾病诊断要结合脏器特征性的弥漫性或局部性肿大、肿块、结节、肥厚病变的存在、高IgG4血症（135mg/dL以上）、病理组织学的观察、其他IgG4相关性疾病的合并、类固醇的反应性。在诊断时，尽可能加入病理组织诊断，

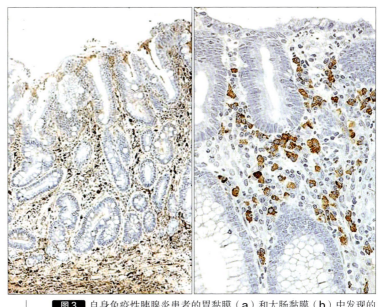

图3 自身免疫性胰腺炎患者的胃黏膜（a）和大肠黏膜（b）中发现的大量IgG4阳性浆细胞浸润（IgG4免疫染色）

（转载自 "Kamisawa T, et al. A new clinicopathological entity of IgG4-related automi mune disease. J Gastroenterol 38: 982-984, 2003"）

与各脏器的恶性肿瘤（癌症和恶性淋巴瘤等）和类似疾病（Sjögren 综合征、原发性硬化性胆管炎等）进行鉴别是很重要的。

作为治疗方法，类固醇是有效的，通常使用口服泼尼松龙 0.6mg/（kg·d）的初始剂量。在类固醇减量过程中或停止后复发的病例时有出现，所以多数情况下，在诱导缓解后使用少量的类固醇维持治疗数年。在 IgG4 相关性疾病中，由于肿块的形成和淋巴结的肿大等原因，在诊疗初期常被怀疑是恶性肿瘤，但由于类固醇有效，需要慎重地鉴别诊断，避免无益处的手术。目前 IgG4 相关性疾病的确切患者人数不明，但估计有数万名患者。另外，类固醇抵抗性或依赖性的 IgG4 相关性疾病被指定为疑难杂症。

IgG4相关消化道病变

IgG4 相关性疾病几乎在全身各脏器中都能发现，但提示与 IgG4 相关性疾病类似机制的消化道病变的概率极低，IgG4 相关消化道病变的疾病概念尚未确立。

1.胃、大肠黏膜IgG4阳性浆细胞浸润

笔者等在 2003 年报告，在自身免疫性胰腺炎患者的胃黏膜（**图 3a**）和大肠黏膜（**图 3b**）中发现了大量 IgG4 阳性浆细胞浸润。13 例自身免疫性胰腺炎中的 7 例的胃黏膜和 3 例中的 2 例的大肠黏膜中发现大量 IgG4 阳性浆细胞浸润，这些表现在类固醇治疗后减少。这些胃黏膜和大肠黏膜没有明显的病变，病理组织学上没有明显的纤维化和阻塞性静脉炎。自身免疫性胰腺炎患者中，在没有明显肿大的唾液腺和淋巴结中也可以看到大量 IgG4 阳性浆细胞浸润。因此，只是胃和大肠黏膜有大量 IgG4 阳性浆细胞浸润，不能将这些作为 IgG4 相关消化道病变。

另外，有报告指出，在没有并发自身免疫性胰腺炎的炎症性肠疾病的大肠黏膜上，经常可以发现大量的 IgG4 阳性浆细胞浸润。在试验中，约 30% 的溃疡性大肠炎患者的大肠黏膜上发现了大量 IgG4 阳性浆细胞浸润，但其机制不明。

另一方面，通过呼气测试研究发现，自身

免疫性胰腺炎患者的胃排空能力下降，经类固醇治疗后有所改善。虽然机制尚不明确，但显示胃也有可能成为IgG4相关性疾病的"目标"。

2.IgG4相关消化道病变报告病例

近10年来，IgG4相关消化道病变的报告已屡见不鲜。Lopes等在因食道狭窄导致吞咽障碍而进行手术的23岁男性的食道黏膜下肿瘤（submucosal tumor，SMT）中发现大量IgG4阳性浆细胞浸润，报告为自身免疫性食道炎。Lee等报告了一名63岁男性因伴有大量IgG4阳性浆细胞浸润的显著食道狭窄而进行手术的病例，该病例为IgG4相关硬化性食道炎。关于胃，有报告称并发自身免疫性胰腺炎，伴有大量IgG4阳性浆细胞浸润的胃溃疡、胃息肉、胃壁肥厚。关于大肠，Matsui等报告了在75岁男性自身免疫性胰腺炎患者中发现了大量IgG4阳性浆细胞浸润的升结肠息肉，并且在类固醇治疗1年后，在降结肠发现了大量IgG4阳性浆细胞浸润的多发大肠息肉的例子。Chetty等报告了在胃中发现2例、盲肠和乙状结肠各发现1例的不伴有自身免疫性胰腺炎，且大量IgG4阳性浆细胞浸润的结节性隆起。

文献中报道的IgG4相关消化道病变的病例主要分为黏膜下发生大量IgG4阳性浆细胞浸润和纤维化、食道和胃呈明显壁肥厚的病例和发生在胃和大肠等部位的IgG4相关的假肿瘤的病例两种类型。

3.将新的脏器病变作为IgG4相关性疾病的标准

IgG4相关性疾病的病理共识声明提出，将新脏器认定为IgG4相关性疾病的标准应满足以下4项：①淋巴细胞和浆细胞的密集浸润，席状纤维化，阻塞性静脉炎，大量IgG4阳性浆细胞的浸润，以及伴随浸润的IgG4阳性细胞数和IgG阳性细胞数之比上升的特征性的病理组织像；②高IgG4血症；③对类固醇治疗的良好反应；④并发其他器官的IgG4相关性疾病。

在诊断IgG4相关消化道病变时，必须伴有大量IgG4阳性浆细胞浸润的肿块和壁肥厚的形成，但也有可能是特殊的炎症性变化引起的反应性IgG4阳性浆细胞浸润，需要满足其他病理组织像和临床条件。

4.多机构共同研究的结果

以Notohara为代表，对被认为是IgG4相关消化道病变的切除病例的病理组织图像进行了重新探讨，并收集了8例［高质量（highly suggestive）病例6例，疑似病例2例］被认为是IgG4相关消化道病变的病例。在所有病例中，IgG4阳性浆细胞的数目>50（87～345）/高倍率视野（highpower field，HPF），IgG4阳性细胞/IgG阳性细胞比>40%（44%～115%）。病变中，胃7例（疑似病例2例），食管1例。

高质量病例的6例中，溃疡3例，黏膜内癌2例。炎症的主要部位是固有肌层，在肥厚的固有肌层内发现了呈肌状的淋巴细胞和浆细胞的密集浸润（**图4a**）。也发现了炎症细胞对肌层间神经丛周围的浸润（**图4b**）。缺乏平滑肌细胞和末梢神经的损伤，另外还多见嗜酸性粒细胞的浸润。在固有肌层内分别发现2例席状纤维化和1例阻塞性静脉炎。另外有3例，在胃黏膜固有层的深部发现了IgG4阳性浆细胞的密集簇状（**图4c**）。

另一方面，疑似病例的2例呈全层炎性假瘤的形态，固有肌层被破坏形成了病变。

临床上，平均年龄为71.5岁，高龄，6例为男性。有消化道症状（腹痛、吞咽障碍）的只有2例，其他6例是通过图像或病理组织学的检查偶然发现的。CT显示壁肥厚和黏膜下肿块各3例，壁肥厚的3例中发现固有肌层的肌状炎症细胞浸润。高质量病例的6例中，全部并发了其他IgG4相关性疾病，有4例血液中IgG4值显示为1000mg/dL以上的异常高的数值。疑似病例的2例中，没有并发其他IgG4相关性疾病。

结语

IgG4相关消化道病变的概念尚未确定。

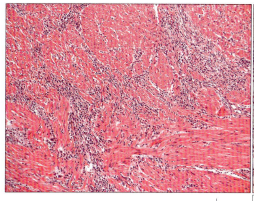
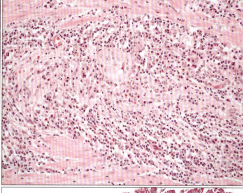
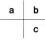
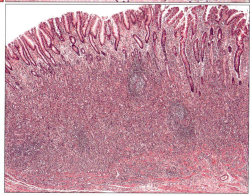

图4 IgG4相关消化道病变的病理学高质量病例的病理组织图像

a 肥厚的胃黏膜固有肌层内呈肌状的淋巴细胞和浆细胞的密集浸润。

b 肌层间神经丛周围的浸润。

c 胃黏膜固有层深处发现浆细胞集簇。

〔转载自 "Notohara K, et al. Gastrointes tinal m anifes tation of im m unoglobulin G4-related disease: clarification through a multicenter survey. J Gastroenterol 53: 845-853, 2018"〕

IgG4 相关消化道病变的诊断，必须伴有大量 IgG4 阳性浆细胞浸润的肿块和壁肥厚的形成，但也需要结合席状纤维化和阻塞性静脉炎等特征性病理组织像、高 IgG4 血症以及并发其他 IgG4 相关性疾病等来综合判断。固有肌层内呈肌状的淋巴细胞和浆细胞的密集浸润、黏膜固有层深部的 IgG4 阳性浆细胞的密集簇状，有可能是 IgG4 相关消化道病变的特征性的病理表现。

关于 IgG4 相关消化道病变，在诊断中最重要的是排除恶性肿瘤，但由于类固醇存在有效的可能，所以在活检中未得到恶性结果时，应将其作为鉴别诊断之一进行考虑。

参考文献

[1] Kawaguchi K, Koike M, Tsuruta K, et al. Lymphoplasmacytic sclerosing pancreatitis with cholangitis: a variant of primary sclerosing cholangitis extensively involving pancreas. Hum Pathol 22: 387-395, 1991.

[2] Yoshida K, Toki F, Takeuchi T, et al. Chronic pancreatitis caused by an autoimmune abnormality. Proposal of the concept of autoimmune pancreatitis. Dig Dis Sci 40: 1561-1568, 1995.

[3] Hamano H, Kawa S, Horiuchi A, et al. High serum IgG4 concentrations in patients with sclerosing pancreatitis. N Engl J Med 344: 732-738, 2001.

[4] Kamisawa T, Funata N, Hayashi Y, et al. Close relationship between autoimmune pancreatitis and multifocal fibrosclerosis. Gut 52: 683-687, 2003.

[5] Kamisawa T, Funata N, Hayashi Y, et al. A new clinicopathological entity of IgG4-related autoimmune disease. J Gastroenterol 38: 982-984, 2003.

[6] Kamisawa T, Zen Y, Pillai S, et al. IgG4-related disease. Lancet 385: 1460-1471, 2015.

[7] Umehara H, Okazaki K, Masaki Y, et al. Comprehensive diagnostic criteria for IgG4-related disease（IgG4-RD）, 2011. Mod Rheumatol 22: 21-30, 2012.

[8] Kamisawa T, Okazaki K, Kawa S, et al. Amendment of the Japanese Consensus Guidelines for Autoimmune Pancreatitis, 2013 III. Treatment and prognosis of autoimmune pancreatitis. J Gastroenterol 49: 961-970, 2014.

[9] Kamisawa T, Zen Y, Nakazawa T, et al. Advances in IgG4-related pancreatobiliary diseases. Lancet Gastroenterol Hepatol 3: 575-585, 2018.

[10] Kamisawa T, Egawa N, Nakajima H, et al. Gastrointestinal findings in patients with autoimmune pancreatitis. Endoscopy 37: 1127-1130, 2005.

[11] Strehl JD, Hartmann A, Agaimy A. Numerous IgG4-positive plasma cells are ubiquitous in diverse localised non-specific chronic inflammatory conditions and need to be distinguished from IgG4-related systemic disorders. J Clin Pathol 64:

237–243, 2011.

[12]Kuwata G, Kamisawa T, Koizumi K, et al. Ulcerative colitis and immunoglobulin G4. Gut Liver 8: 29–34, 2014.

[13]Anjiki H, Kamisawa T, Tabata T, et al. Gastric emptying in patients with autoimmune pancreatitis. Pancreas 40: 1302–1306, 2011.

[14]Lopes J, Hochwald SN, Lancia N, et al. Autoimmune esophagitis: IgG4–related tumors of the esophagus. J Gastrointest Surg 14: 1031–1034, 2010.

[15]Lee H, Joo M, Song TJ, et al. IgG4–related sclerosing esophagitis: a case report. Gastrointest Endosc 73: 834–837, 2011.

[16]Shinji A, Sano K, Hamano H, et al. Autoimmune pancreatitis is closely associated with gastric ulcer presenting with abundant IgG4–bearing plasma cell infiltration. Gastrointest Endosc 59: 506–511, 2004.

[17]Kaji R, Okabe Y, Ishida Y, et al. Autoimmune pancreatitis presenting with IgG4–positive multiple gastric polyps. Gastrointest Endosc 71: 420–422, 2010.

[18]Baez JC, Hamilton MJ, Bellizzi A, et al. Gastric involvement in autoimmune pancreatitis: MDCT and histopathologic features. JOP 11: 610–613, 2010.

[19]Matsui H, Watanabe T, Ueno K, et al. Colonic polyposis associated with autoimmune pancreatitis. Pancreas 38: 840–842, 2009.

[20]Chetty R, Serra S, Gauchotte G, et al. Sclerosing nodular lesions of the gastrointestinal tract containing large numbers of IgG4 plasma cells. Pathology 43: 31–35, 2011.

[21]Koizumi S, Kamisawa T, Kuruma S, et al. Immunoglobulin G4–related gastrointestinal diseases, are they immunoglobulin G4–related diseases? World J Gastroenterol 19: 5769–5774, 2013.

[22]Deshpande V, Zen Y, Chan JK, et al. Consensus statement on the pathology of IgG4–related disease. Mod Pathol 25: 1181–1192, 2012.

[23]Notohara K, Kamisawa T, Uchida K, et al. Gastrointestinal manifestation of immunoglobulin G4–related disease: clarification through a multicenter survey. J Gastroenterol 53: 845–853, 2018.

Summary

Immunoglobulin G4–related Gastrointestinal Disease

Terumi Kamisawa[1], Sawako Kuruma,
Kazuro Chiba, Satomi Koizumi,
Kensuke Yoshimoto, Masataka Kikuyama,
Kenji Notohara[2]

The concept of IgG4–GID (immunoglobulin G4–related gastrointestinal disease) is yet not established. Reported cases of IgG4–GID were divided into gastrointestinal lesions showing marked thickening of the stomach wall and esophagus consisting of dense fibrosis with abundant infiltration of IgG4–positive plasma cells, which usually present as a submucosal layer, and IgG4–related pseudotumor occurring in the stomach and colon. Nodular formation or wall thickening with abundant infiltration of IgG4–positive plasma cells is essential for the diagnosis of IgG4–GID. However, for the diagnosis, the characteristic histological features, such as storiform fibrosis and obliterative phlebitis, elevated serum IgG4 levels, and other IgG4–related diseases should be fully considered. Strands of dense lymphoplasmacytic infiltration within the thickened muscularis propria and aggregation of plasma cells in the deeper mucosa might also be the characteristic histological features of IgG4–GID.

[1]Department of Gastroenterology, Tokyo Metropolitan Komagome Hospital, Tokyo.
[2]Department of anatomic Pathology, Kurashiki Central Hospital, Kurashiki, Japan.

与 *MEFV* 基因异常相关的消化道病变

仲濑 裕志 [1]

平山 大辅

我妻 康平

风间 友江

横山 佳浩

摘要●笔者们一直致力于地中海热（*MEFV*）基因相关肠炎（IL-1*β* 相关肠炎）的诊断方法的确立以及机制的阐明。对 *MEFV* 基因相关肠炎 74 个病例的患者进行研究的结果表明，日本 *MEFV* 基因相关肠炎病例的 70% 以上具有 exon 2 部位的变异，家族性地中海热非典型病例以及不满足诊断标准的病例约占全体的 70%。在消化道病变的内镜特征观察中，多见直肠无病变的溃疡性结肠炎样的连续黏膜病变，另外也明确了存在 Crohn 病样的纵向溃疡、狭窄的例子。*MEFV* 基因相关肠炎在炎症性肠疾病患者中存在的可能性比预想的还要大，因此有必要以笔者的数据为基础，着手制定诊断标准。

关键词　**家族性地中海热**　**炎症性肠道疾病**　**pyrin 蛋白**　**IL-1*β***

[1] 札幌医科大学医学部消化器内科学講座　〒060-8543 札幌市中央区南 1 条西 16 丁目
E-mail : hiropynakase@gmail.com

前言

溃疡性结肠炎（ulcerative colitis，UC）或 Crohn 病（Crohn's disease，CD）等炎症性肠道疾病（inflammatory bowel disease，IBD）是一种难治的疾病，在日本患者人数显著增加。UC 可见弥漫性、连续性的炎症病变（糜烂、溃疡、假息肉等），CD 则可通过内镜观察到纵向溃疡和鹅卵石样改变的特征，但有时存在难以鉴别的病例，被定义为无法分类型肠炎。近年来，在这种被认为是无法分类型肠炎的疾病群中，家族性地中海热（familial Mediterranean fever，FMF）基因参与的肠炎群的存在逐渐明确。但是，关于本疾病的消化道病变的报告很少，关于其内镜表现至今尚未明确。在本文中，将总结和讨论与 *MEFV* 基因相关的肠炎消化道病变有关的日本国内及国外的报告病例。

地中海热

生物体内的系统存在各种各样抑制炎症的分子机制。其中，炎性小体是抑制炎症性细胞因子之一 IL-*β* 产生的细胞内蛋白质复合体。由外在及内在因素引起的炎性小体活性化与各种炎症性疾病的发病有关，其中一种是家族性地中海热（familial Mediterranean fever，FMF）。FMF 是遗传性周期热综合征的一种，其特征是周期性发热（超过 38℃ 的高热）和浆膜炎（腹膜炎、胸膜炎、关节炎、肌肉痛以及睾丸痛等）。FMF 多见于起源于地中海沿岸地区的民族，特别是中东及北非系犹太人、亚美尼亚人、土耳其人等。

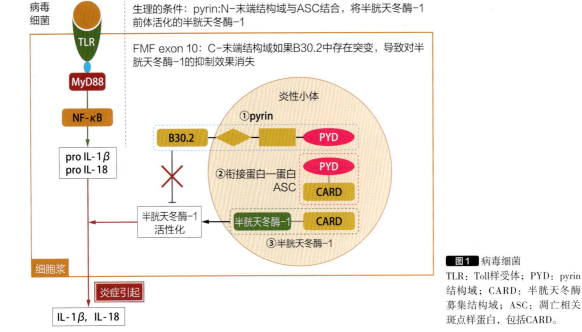

病毒细菌

生理的条件：pyrin:N-末端结构域与ASC结合，将半胱天冬酶-1前体活化的半胱天冬酶-1

FMF exon 10：C-末端结构域如果B30.2中存在突变，导致对半胱天冬酶-1的抑制效果消失

炎性小体

①pyrin

B30.2　　　　PYD

②衔接蛋白—蛋白ASC

PYD

CARD

半胱天冬酶-1 活性化　　半胱天冬酶-1　　CARD

③半胱天冬酶-1

TLR　MyD88　NF-κB

pro IL-1β pro IL-18

细胞浆

炎症引起

IL-1β，IL-18

图1 病毒细菌

TLR：Toll样受体；PYD：pyrin 结构域；CARD：半胱天冬酶募集结构域；ASC：凋亡相关斑点样蛋白，包括CARD。

地中海热的致病基因和遗传形式

1997 年，位于第 16 号染色体短臂处的 MEFV 基因被确定为 FMF 的致病基因。MEFV 基因由 10 个 exon 组成，MEFV 基因编码的蛋白质被称为 pyrin 蛋白。pyrin 蛋白由 781 种氨基酸组成，可在颗粒细胞、嗜酸性粒细胞、活化单细胞、浆膜、滑膜的纤维芽细胞中发现。在生理条件下，存在于 pyrin 蛋白 C 末端的 B30.2（相当于 exon 10 的部分）控制半胱天冬酶 -1 的活性，抑制 IL-1β 前体成为活性型 IL-1β。exon 10 的变异引起的 pyrin 蛋白的功能障碍被认为是引起 FMF 的原因（**图 1**）。本病的遗传形式被认为是常染色体隐性遗传，患者通过变异性 MEFV 同型合子或复合异型合子发病。然而，有的患者即使只有异体突变，也会出现典型的 FMF 临床症状。这暗示着与 FMF 发病相关的未知机制的存在。

地中海热的诊断标准：典型病例和非典型病例的存在

FMF 是临床上被确诊的疾病。1997 年发表的家族性地中海热诊断标准（Tel-Hashomer criteria）可适用于发病率高的民族（**表 1**）。但对于零星病例较多、发病率较低的民族，则需要参考上述的 MEFV 基因检查。另外，非典型性例子也很多。其临床表现为：①发热不一定在 38℃以上；②腹部发作不完全（局部性，没有腹膜刺激症状）；③浆膜炎发作时间短或长；④关节炎在非典型部位发病等。呈现这些症状的病例有可能是非典型 FMF，MEFV 基因解析可以作为辅助诊断。在非典型 FMF 中，MEFV 基因 exon 10 的变异较少，多伴有 exon 1（E84K）、exon 2（E148Q，L110PE148Q，R202Q，G304R）、exon 3（P369S-R408Q）和 exon 5（S503C）的变异。值得注意的是，地中海沿岸地区的 FMF 病例主要具有变异型 MEFV 同型合子或复合异型合子等，而日本 FMF 病例几乎都是异型变异。

表1 FMF临床诊断标准

必需项目
1）持续12～72 h，38℃以上发热3次以上
2）发热时，CRP和血清淀粉样蛋白等炎症检查所见明显上升。发作间歇期这些症状会消失

1）辅助项目	2）辅助项目
1.非局部性腹膜炎引起的腹痛	1.对秋水仙碱的良好反应
2.胸膜炎引起的胸背部疼痛	
3.关节炎（大腿，膝盖，脚）	
4.心包炎	
5.睾丸浆膜炎	
6.脑膜炎引起的头痛	

家族性地中海热诊断标准（Tel-Hashomer criteria）。CRP：C-反应蛋白。
〔转载自："家族性地中海热の病態解明と治療指針の確立"研究班．家族性地中海熱家族性地中海熱診療ガイドライン2011．厚生労働科学研究費補助金難治性疾患等克服研究事業，2011〕

无法分类的肠炎和FMF

笔者等在2012年报告了一名已有治疗抵抗性肠炎患者存在 *MEFV* 基因变异，仅通过注射抑制炎性小体活性的秋水仙碱就得到缓解的病例。此后，在日本国内，使用秋水仙碱反应性肠炎病例的报告不断增加。目前，作为厚生劳动省难治性炎症性肠道疾病的调查研究之一，以笔者们为中心，致力于"家族性地中海热基因相关肠炎的诊断方法的确立以及病理解释（UMIN 试验 ID 000022289）"，并报告一部分研究结果。

目前，笔者们登记的患者数为74例。平均年龄为38岁，男女比例为2∶3，符合厚生劳动省研究组的FMF诊断标准的典型病例约为30%，剩下的约70%为非典型病例或不具有FMF症状的病例。半数以上患者有腹痛、腹泻症状，40%的患者有便血症状。约35%的患者有关节炎症状。另外，确认了整个消化道存在消化道病变。其中，发现空肠（约60%）和大肠（约80%）有很多病变。在内镜观察中，发现了与UC类似的连续性病变，但不伴有直肠病变是其特征之一。另外，还发现与CD患者类似存在狭窄病变的病例。

1.上消化道病变

食管中，约23%有糜烂，约14%有溃疡性病变。

2.小肠病变

在小肠中，糜烂约占32%，溃疡性病变约占32%，纵向溃疡约占8%。

3.大肠病变

阐述一下特征：①半数以上（68%）倾向呈现UC样的全周性黏膜，但直肠经常不会发现病变；②可见假息肉；③也有像CD一样的纵向溃疡病变以及狭窄的病例。关节炎症状较严重的病例，并且为右侧主位的UC时，应考虑FMF相关肠炎作为鉴别诊断。

[**病例1**] 20多岁，男性[exon 2（E148Q异型变异），exon 3（P369S异型变异），exon 3（R408Q异型变异）]。

服用秋水仙碱，发热、关节痛得到控制。发现食道下半部的浅层溃疡病变（**图2a**）。发现伴有黏膜桥的再生上皮，十二指肠溃疡性病变有残留（**图2b**）。目前正在继续使用抗TNFα（tumor necrosis factor α）抗体制剂进行治疗。

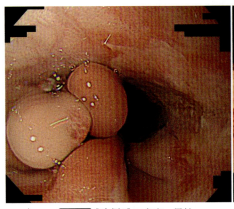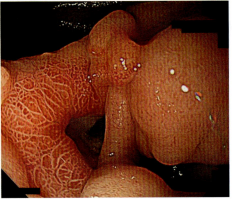

<table>
<tr><td>a</td><td>b</td></tr>
</table>

图2 [**病例1**] 20多岁，男性

a 正在使用抗TNFα抗体制剂进行治疗。食道下部发现占半周的浅溃疡病变，对侧存在炎性息肉。

b 幽门环的部分，发现伴随黏膜桥的再生上皮。肛侧，发现十二指肠溃疡。

[**病例2**] 20多岁，男性 [exon 5（S503C）异型变异）]。

以前就被发现回肠末端有狭窄病变。在进行卡那基单抗（基因重组）治疗的过程中，由于腹部症状恶化，实施了内镜检查。回盲瓣正上方多发糜烂（**图3a**），乙状结肠有浅纵行倾向的糜烂（**图3b**）。由于回肠末端狭窄（**图3c**），内镜无法通过，实施了内镜气囊扩张术（**图3d**）。**图3e** 显示了扩张后的回盲瓣、**图3f** 显示了口侧的回肠黏膜的观察结果。

[**病例3**] 40多岁，女性。

在本病例盲肠部位可见类似UC的黏膜，右半结肠、降结肠可见假息肉病样（**图4**）。患者有38℃以上的周期性发热、非局限性腹膜炎样症状以及关节炎。根据这些症状，对怀疑引起FMF的基因进行了分析。结果发现，*MEFV* 基因 exon 2 发生了 G304R（sequence change 910 G>A）的变异。开始使用秋水仙碱后，患者的发热和腹部症状明显好转。

[**病例4**] 80多岁，女性。

主诉是腹痛和发热，2007年开始由于右侧UC接受治疗。有时出现结节性红斑。恶化时，进行了白细胞去除疗法的诱导缓解疗法。这次因为腹痛和腹泻加重而住院。大肠内镜观察发现，盲肠部位有假息肉及全周性黏膜发红

（**图5a**）。在升结肠发现了假息肉和糜烂（**图5b**）。

直肠未见异常（**图5c**）。在本病例中发现了 exon 2 G201A 的同型变异，并发了由淀粉样蛋白引起的肾功能障碍。

[**病例5**] 20多岁，女性。

在其他医院确诊为UC，接受了粪菌移植治疗，但没有好转。正在进行5-ASA治疗，因为关节痛、腹泻症状加剧到本院就诊。也有携带 exon 2（E148Q）的异型变异，用秋水仙碱腹部症状得到缓解。通过内镜检查可见，直肠未发生病变，只有非常轻微的黏膜炎症，横结肠有轻微发红和轻度血管通透性下降（**图6a**），乙状结肠有斑状炎症（**图6b**）。通过内镜检查，药剂性、感染性肠炎时也能看到这样的结果。

来自海外的报告

放眼海外的报告，Agin 等以 28 例 FMF 患者为对象，对其消化道病变进行了研究，结果显示，其中，实施大肠内镜检查的 16 人例中，有 2 例（12.5%）的回肠末端出现了溃疡。另外，Demir 等以 41 例 FMF 患者为对象，利用胶囊内镜对其小肠病变进行了探讨。结果发现，26.8% 的患者患有糜烂，17.1% 的患者患有溃疡，29.3% 的患者患有水肿，64% 的患者空肠

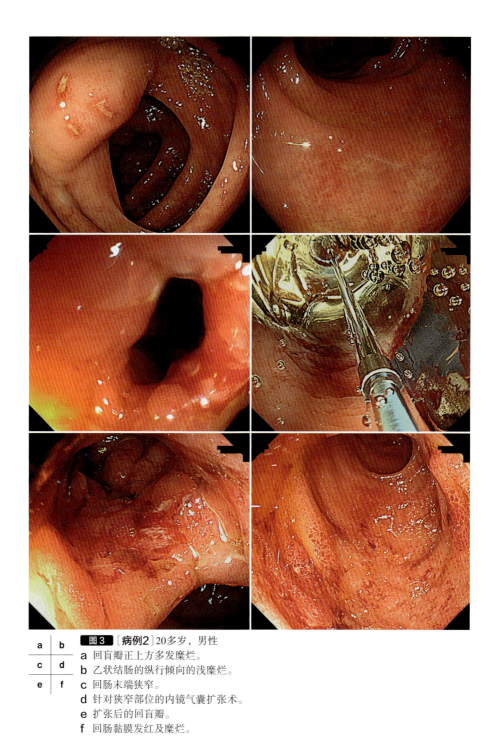

a	b
c	d
e	f

图3 [病例2]20多岁，男性

a 回盲瓣正上方多发糜烂。

b 乙状结肠的纵行倾向的浅糜烂。

c 回肠末端狭窄。

d 针对狭窄部位的内镜气囊扩张术。

e 扩张后的回盲瓣。

f 回肠黏膜发红及糜烂。

出现糜烂和溃疡，24%的患者回肠出现糜烂和溃疡。在笔者等的研究中，也认为空肠中病变较多，糜烂较多，这与他们的结果一致，非常有趣。

FMF一直被认为是常染色体隐性遗传形式，但其发病机制至今仍有很多不清楚的地方。其原因是pyrin缺损的小鼠不能引发全身炎症，而且由于异型变异而发病较多。另外，笔者的

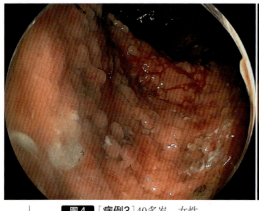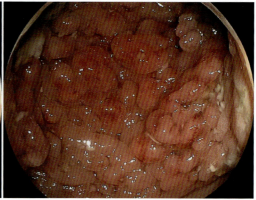

a | b

图4 ［病例3］40多岁，女性

a 结肠肝曲可见假息肉样。

b 降结肠可见假息肉样。

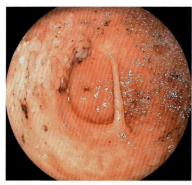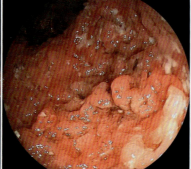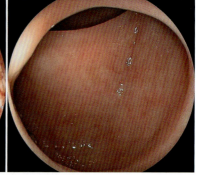

a | b | c

图5 ［病例4］80多岁，女性

a 盲肠部位可见假息肉及全周性黏膜发红。

b 升结肠可见假息肉及糜烂。

c 直肠未见异常。

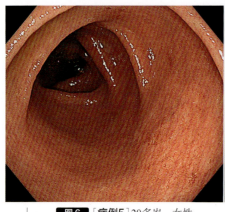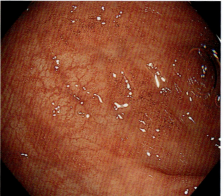

a | b

图6 ［病例5］20多岁，女性

a 横结肠的轻微发红和轻度血管通透性下降。

b 乙状结肠可见斑状炎症黏膜。

研究表明，居住在地中海地区的患者中，exon 10 的变异占绝大多数，而在日本，具有 exon 2 变异的患者占大多数（70% 以上）。exon 10 的变异影响了存在于 C 末端结构域中的 B30.2 的功能，结果使得半胱天冬酶 –1 活性化，导致成熟型 IL–1β 的产生。据 Sag 等报告，具有在幼儿期发病的呈现 UC 样黏膜表现的 exon 10 变异的 FMF 对类固醇有抵抗性，对秋水仙碱有反应性。IL–1β 可以减少细胞质内的类固醇受体，这表明 IL–1β 是一种与类固醇抵抗性相关的细胞因子。因此，当遇到类固醇抵抗性的肠炎病例时，也应该怀疑是 MEFV 基因相关肠炎。

另一方面，伴随 exon 2 变异的氨基酸置换对 FMF 发病产生影响的机制至今仍不明确。目前，具有 E148Q 突变的 FMF 患者的研究备受关注。Aydln 等总结了具有 E148Q 突变的同型、异型变异的 FMF 患者（小儿）的临床特征。与具有 exon 10 变异的患者相比，发病年龄相对较高，FMF 的严重程度多为轻度 ~ 中度，而且对秋水仙碱的反应性也很好。近年来，正在对呈现消化道病变的 FMF 患者（小儿）进行临床研究。有报告显示，有消化道病变的 FMF 患者中，有 10.6% 的患者具有 E148Q 变异（个人交流）。Baran 等报告了一例出生 6 个月的女婴的病例，其主要症状为血性腹泻，并伴有痔瘘、肛门周围脓肿，经内镜和病理组织学诊断为婴幼儿期 IBD。即使使用抗 TNFα 抗体制剂，痔瘘、肛门周围脓肿也未见好转。基因分析的结果确认了 E148V 的异型变异。开始使用秋水仙碱后，痔疮及肛门周围脓肿得到了改善。

另外，也有不具有 IBD 症状的 FMF 患者的粪便钙卫蛋白（calprotectin，CP）的研究报告。Gucenmez 等对正常人、UC、FMF 患者的 3 组粪便 CP 进行了比较研究。结果显示，平均粪便 CP 分别为 52.9μg/g、523μg/g 和 174μg/g。这一结果暗示 FMF 患者发生了肠道炎症。笔者认为，由 exon 2 变异引起的伴随氨基酸置换的 pyrin 蛋白诱导了炎症细胞因子以及 NLRP3 的出现，而且患者的肠道菌群变化与 MEFV 基因

相关的肠炎发病有关，目前正致力于查明其发病机制。

结语

　　日本 IBD 患者数量不断增加，但是，IBD 患者的发病原因因人而异。在被诊断为 IBD 的患者群中，MEFV 基因相关肠炎的存在很可能比预想的更多。以笔者的数据为基础，有必要尽快制定 MEFV 基因相关肠炎的诊断标准。在不久的将来，也许有一天会根据与病理相关的细胞因子对 IBD 进行分类，MEFV 基因相关肠炎可被分类为 IL–1β 相关肠炎。

致谢
本研究内容得到日本国立研究开发法人日本医疗研究开发机构的支持，目前仍在继续中。（研究开发课题为"以确立家族性地中海热相关肠炎的诊断方法和病理解释为目标的研究"，课题号19188015）

参考文献

[1] Onen F. Familial Mediterranean fever. Rheumatol Int 26: 489–496, 2006.
[2] French FMF Consortium. A candidate gene for familial Mediterranean fever. Nature Genetics 17: 25–31, 1997.
[3] Chae JJ, Komarow HD, Cheng J, et al. Targeted disruption of pyrin, the FMF protein, causes heightened sensitivity to endotoxin and a defect in macrophage apoptosis. Mol Cell 11: 591–604, 2003.
[4]「家族性地中海熱の病態解明と治療指針の確立」研究班. 家族性地中海熱家族性地中海熱診療ガイドライン 2011. 厚生労働科学研究費補助金難治性疾患等克服研究事業, 2011.
[5] Arasawa S, Nakase H, Ozaki Y, et al. Mediterranean Mimicker. Lancet 380: 2052, 2012.
[6] Agin M, Tumgor G, Kont A, et al. Endoscopic findings in patients with familial Mediterranean fever and dyspeptic symptoms. Prz Gastroenterol 13: 234–241, 2018.
[7] Demir A, Akyüz F, Göktürk S, et al. Small bowel mucosal damage in familial Mediterranean fever: results of capsule endoscopy screening. Scand J Gastroenterol 49: 1414–1418, 2014.
[8] Sag E, Demir F, Ercin ME, et al. Neonatal ulcerative colitis associated with Familial Mediterranean fever: a case report. Rheumatol Int 38: 137–140, 2018.
[9] Aydın F, Çakar N, Özçakar ZB, et al. Clinical features and disease severity of Turkish FMF children carrying E148Q mutation. J Clin Lab Anal 33: e22852, 2019.
[10] Baran M, Çağan Appak Y, Garipcin P, et al. The role of familial Mediterranean fever gene mutation in treatment of infantile colitis with resistant perianal fistula. Arch Rheumatol 33: 473–477, 2018.
[11] Gucenmez OA, Kume T, Makay B, et al. Role of fecal

calprotectin in the assessment of intestinal inflammation in children with familial Mediterranean fever. Int J Rheum Dis 21: 1844–1848, 2018.

Summary

Mediterranean Fever (MEFV) Gene-Related Enterocolitis

Hiroshi Nakase[1], Daisuke Hirayama,
Kohei Wagatsuma, Tomoe Kazama,
Yoshihiro Yokoyama

We are currently establishing diagnostic methods and elucidating the underlying mechanism of Mediterranean fever gene-related enteritis, i.e., interleukin 1 β –related enterocolitis. The analysis of clinical characteristics of 74 patients with MEFV gene-related enterocolitis revealed that more than 70% of the patients harbored mutations in exon 2 of MEFV. Approximately 70 % of the patients had atypical presentation of familial Mediterranean fever or did not fulfill the modified Tel-Hashomer diagnostic criteria. The endoscopic examination of gastrointestinal lesions revealed that 68 % of the patients had mucosal features of ulcerative colitis-like lesions without the involvement of rectum ; some patients had longitudinal ulcers and stenosis similar to those observed in Crohn's disease. Patients with MEFV gene-related enterocolitis are likely to be more than expected among patients diagnosed with inflammatory bowel disease unclassified. Therefore, it is necessary to establish the diagnostic criteria of MEFV gene-related enterocolitis based on our current data.

[1]Department of Gastroenterology and Hepatology, Sapporo Medical University School of Medicine.

与免疫检查点抑制剂相关的消化道病变

长岛 一哲 [1, 2]

桂田 武彦 [3]

大冢 拓也 [4]

西田 睦 [5, 6]

表原 里实

樱井 健介 [1]

小田切 信介 [1]

山梨 香菜

小松 嘉人 [7]

三桥 智子 [4]

坂本 直哉 [1]

摘要● 免疫检查点抑制剂是一种新型抗恶性肿瘤药物，其作用机制与现有的恶性肿瘤治疗药物不同。但是，有可能产生现有治疗药物中未发现的免疫相关有害现象。其中之一是大肠炎，呈现腹泻、腹痛、便血等症状。诊断需要排除诊断，内镜检查可起作用。CTCAE Grade 2 以上的重症程度时，需要使用类固醇治疗。各种指南都推荐在类固醇抵抗性时使用英夫利昔单抗。对于免疫相关的不良反应，不仅是癌症治疗主治医生，多诊疗科医生、其他医疗从业者等医院相关工作者的对策和合作也很重要。

关键词　免疫检查点抑制剂　大肠炎　大肠炎　恶性肿瘤

[1] 北海道大学病院消化器内科　〒060-8648 札幌市北区北 14 条西 5 丁目
　　E-mail : 1-tetsu@frontier.hokudai.ac.jp
[2] 北海道医疗センター消化器内科
[3] 北海道大学病院光学医疗诊疗部
[4] 同　病理诊断科
[5] 同　检查・输血部
[6] 同　超音波センター
[7] 同　肿瘤センター

前言

生物中有细胞毒性 T 淋巴细胞相关蛋白 -4（cytotoxic T-lymphocyte-associated protein 4, CTLA-4）、细胞程序性死亡受体 -1（ programmed cell death 1, PD-1 ）等被称为免疫检查点分子的抑制性共信号传输的分子群。这些也在 T 细胞中被发现，CTLA-4 与作为其配体的 B7-1（CD80）、B7-2（CD86）结合，PD-1 通过与 PD-L1 结合而引起免疫耐受。在恶性肿瘤中，B7 和 PD-L1 等免疫检查点分子的异常表达，对宿主的肿瘤细胞的免疫产生负信号。由此，效应 T 细胞诱导的肿瘤细胞的凋亡受阻碍，肿瘤继续形成和维持，被认为是对治疗产生抵抗性的主要原因。阻断这种负面信号的恶性肿瘤治疗药物有免疫检查点抑制剂（immune checkpoint inhibitor, ICI）。

ICI 含有抗 CTLA-4 抗体药伊匹单抗（ipilimumab, Ipi）、抗 PD-1 抗体药纳武单抗（nivolumab, Nivo）、派姆单抗（pembrolizumab、Pembro）、抗 PD-L1 抗体药阿特朱单抗（atezolizumab, Atezo）、度伐利尤单抗（durvalumab, Dur）、阿维单抗（avelumab, Ave）。Ipi 与 T 细胞上的 CTLA-4 结合，Nivo、Pembro 与 PD-1 结合，Atezo、Dur 与肿瘤细胞上的 PD-L1 结合，使带有负信号的 T 细胞的抗肿瘤效果接近于原来的免疫状态。

ICI 与现有的恶性肿瘤治疗药物具有不同的作用机制，对多种癌种的抗肿瘤效果已得到认可，不仅是单剂，与其他恶性肿瘤治疗（外科治疗、化疗、放射治疗等）的联合疗法正在开发中。但是，有可能产生免疫相关不良反应（immune-relatedadverse event，irAE）这一现有治疗药物中未发现的有害现象。irAE 可发生在全身，其中一部分是消化道病变。

概要

由 irAE 引起的消化道病变，在食管、胃发生的情况很少见，发生大肠炎的概率很高，也有重症化穿孔、死亡的病例报告需要注意。本文将对大肠炎进行叙述。另外，目前抗 PD-L1 抗体药物的文献很少。

1.症状

腹泻是最常见的症状，在由抗 CTLA-4 抗体药物引起的大肠炎中占 92%。其他症状有腹痛、血便、恶心、呕吐、食欲不振、体重减轻等。

2.发病率

抗 CTLA-4 抗体药物的发病率为 5.7% ~ 9.1%，抗 PD-1 抗体药物的发病率为 0.7% ~ 1.6%。抗 PD-L1 抗体药的发病率为 2.1% 以下。

同时使用两种 ICI 的联合治疗的发病率为 13.6%，两种 ICI 各使用一剂的序贯治疗中，概率上升到 10% ~ 18%，因此更需要注意。

3.发病时间

在第一次注射后，到停止注射之间产生。一般情况是，抗 CTLA-4 抗体药物在最终用药后 11 天，抗 PD-1 抗体药物在治疗开始 3 个月后。

4.CT影像观察

没有确定的特异性观察结果。有报告指出，发生弥漫性炎症的"弥漫性肠炎"、在憩室周围产生局部性炎症的"伴有大肠憩室的乙状结肠区域性肠炎"、在没有憩室的部位产生局部性炎症的"没有憩室的乙状结肠、直肠区域性肠炎"等。

5.下消化道内镜观察结果

由抗 CTLA-4 抗体药物引起的大肠炎，呈细颗粒状黏膜，血管透见消失，黏膜发红，糜烂，溃疡，腔内出血。患病部位以远端大肠居多，但也有报告称 66% 全大肠有弥漫性病变，55% 有斑状病变。

由抗 PD-1 抗体药物引起的大肠炎，会呈现黏膜发红、糜烂、溃疡、腔内出血。据报告，75% 的患病范围为斑状。

内镜的肉眼观察和后续的病理组织学观察对诊断有用。另外，有报告称溃疡形成是类固醇治疗抵抗性的指标，对治疗效果预测也可能有用。

6.病理组织学的观察结果

即使在内镜下肉眼看不出异常时，组织学上也可以看到，因此应该积极进行活检。在由抗 CTLA-4 抗体药物引起的大肠炎中，黏膜固有层有嗜中性粒细胞、淋巴细胞、嗜酸性粒细胞浸润。其他可见隐窝炎、隐窝脓肿、黏膜表面腺管结构破裂和糜烂，但肉芽肿、Paneth 细胞化生、基底部浆细胞增多、幽门腺化生很少被发现。

由抗 PD-1 抗体药物引起的大肠炎主要有两种类型。第一种是表现出上皮内和黏膜固有层的中性粒细胞浸润、隐窝脓肿、隐窝上皮的凋亡、隐窝萎缩、脱落的活动性肠炎（active colitis with apoptosis）。第二种是上皮内淋巴细胞浸润、隐窝上皮的凋亡、淋巴细胞浸润导致黏膜固有层扩大的形式（淋巴细胞性肠炎）。

7.诊断

在经典的药物性肠炎的诊断标准中，有"否定细菌性肠炎""在使用药物的过程中产生肠炎""停止使用药物得到改善，再次用药复发"等项目。但是，ICI 被认为在停止用药后仍会残留记忆细胞，很难阻断药效，目前还没有确切的诊断方法。因此，需要排除鉴别疾病（**表1**），通过问诊和上述检查进行综合诊断。

8.预防、治疗

目前还没有确切的预防方法。尝试进行了布地奈德预防内服的 RCT，但未发现与安慰剂有显著差异。

根据诊断的等级，探讨治疗方法。虽然各种指南在细节上有差异，但大体上都是在

CTCAE Grade 1 中继续进行 ICI，经过观察、整肠剂、止泻剂等对症疗法。

Grade 2 中止 ICI，进行对症治疗。如无改善，可使用类固醇治疗［泼尼松龙（PSL）0.5 ~ 1.0mg/（kg·d）］。一般建议使用类固醇进行 8 周左右的剂量递减。笔者所在科室沿袭了溃疡性结肠炎（ulcerative colitis, UC）的使用方法。也就是说，根据病情，每 2 周减 10mg/d。

Grade 3、4 停止 ICI，使用类固醇治疗［PSL1.0 ~ 2.0mg/（kg·d）］。笔者所在科室和 Grade 2 时一样，沿袭了 UC 的使用方法。以上述剂量开始，取得效果后逐渐减少，至 40mg/d 缓解维持。之后每 2 周减 10mg/d。

在类固醇抵抗时，可使用英夫利昔单抗（infliximab, IFX; 5mg/kg）。

由于病理不明，上述治疗方法是根据临床上的经验进行的。当时可能参考了 UC 的治疗方法，UC 的病因与 ICI 相关的大肠炎一样，也与免疫有关。因此，对于 ICI 相关的大肠炎，也有使用 UC 的治疗药物 5- 氨基水杨酸制剂、α4β7 整合素抑制剂维多珠单抗、他克莫司的报告。

另外，在使用类固醇治疗时，UC 出现难治性症状时，需注意有无并发巨细胞病毒（cytomegalovirus, CMV）性肠炎。在 ICI 相关的大肠炎中，CMV 的再活化也有可能成为治疗抵抗的主要原因，需要注意。

病例

[病例 1]

患　者：50 多岁，男性。

主　诉：腹痛、腹泻、血便。

现病史：对肺腺癌实施化学放疗后，使用了 8 个疗程的度伐利尤单抗（Dur）。治疗 3 个月后，反复腹泻、腹痛，采取了对症疗法。治疗 5 个月后还出现血便，怀疑是 ICI 相关的大肠炎，被介绍到本科接受治疗。

既　往：大肠息肉内镜治疗后，肺癌脑转移外科治疗后，放疗后。

内服药：左乙拉西坦 1000mg/d。

表1 ICI相关大肠炎的鉴别疾病
克罗恩病
溃疡性结肠炎
感染性肠炎
巨细胞病毒性肠炎
肠结核
艰难梭菌性肠炎
NSAIDs肠炎
静脉硬化性大肠炎
胶原性结肠炎

NSAIDs：非甾体抗炎药物。

生活经历：吸烟史 10 根 /d；35 年，饮酒史啤酒 1 L/d。

现症：身高 167.6cm，体重 52.0kg。ECOG PS 0。血压 100/73mmHg，心率 103bpm，体温 37.9℃。腹部平坦柔软，右季肋部轻度压痛。

血液检查　确认炎症（表 2）。

粪便检查　只有正常细菌，CD 毒素阴性。

超声检查（ultrasonography, US）　从盲肠到直肠有连续的弥漫性壁肥厚，回声水平轻度下降。用彩色多普勒法在增厚的壁内发现了比较丰富的血流信号（图 1）。层次结构保持，主要是黏膜 ~ 黏膜下层的肥厚，是与全大肠炎型 UC 相似的 US 观察结果（图 2）。

CT 所见　从盲肠到直肠有连续性壁肥厚（图 3）。

下消化道内镜（colonoscopy, CS）所见　从盲肠到直肠可见连续性、全周性水肿、糜烂、黏膜发红、脓汁样黏液附着、细颗粒状黏膜、易出血性（图 4）。

病理组织学所见　病理组织学上可见隐窝上皮内的淋巴细胞浸润和凋亡小体，显示淋巴细胞性肠炎。没有发现提示其他肠炎的特异性表现（图 5）。

经过　经各项检查，诊断为 ICI 相关大肠炎 CTCAE Grade 3。以 PSL 60mg/d 开始治疗。开始 PSL 后，血便和 CT 所见虽然有所改善，但血液检查和大便次数的改善有限，因此

表2 [病例1]住院时血液检查结果

末梢血检查			AST	12IU/L
WBC	13,300/μL		ALT	10IU/L
	Seg	67.0%	LDH	161IU/L
	Stab	4.0%	ALP	237IU/L
	Lympho	14.0%	ChE	220IU/L
	Mono	6.0%	γ-GTP	33IU/L
	Eosino	9.0%	AMY	45IU/L
	Baso	0%	BUN	10mg/dL
RBC	409 × 10⁴/μL		Cre	0.45mg/dL
Hb	12.1g/dL		Na	142mEq/L
Ht	37.1%		K	3.7mEq/L
Plt	45.2 × 10⁴/μL		Cl	100mEq/L
生化检查			T-chol	182mg/dL
TP	6.1g/dL		CRP	8.42mg/dL
Alb	3.1g/dL		TSH	2.37μIU/mL
T-Bil	0.5mg/dL			

红字为偏高，蓝字为偏低。

从第 8 天开始，用美沙拉秦栓剂（Pentasa）4000mg/d 治疗。由于大便次数和性状得到改善，从第 15 天开始，PSL 减为 40mg/d。第 20 天症状消失。US（图6）也观察到改善，转移到门诊治疗（图7）。

[病例2]

患 者：50 多岁，女性。

主 诉：腹痛、腹泻、发热。

现病史：6 个月前，对右肾癌实施了根治性右肾切除术。经过观察发现肝、骨转移复发，开始服用舒尼替尼。开始服用 12 天后因腹泻而中止。症状改善后，用 Nivo 开始了第二次治疗。开始 7 天后腹泻，9 天后症状加重，发热住院。

既往史：无特别记录。

内服药：普瑞巴林 112.5mg/d，洛索洛芬 60mg，有症状时服用。

生活经历：无吸烟史，无饮酒史。

现症：身高 161.1cm，体重 39.9kg。ECOG PS 1。血压 107/54mmHg，心率 75bpm，体温

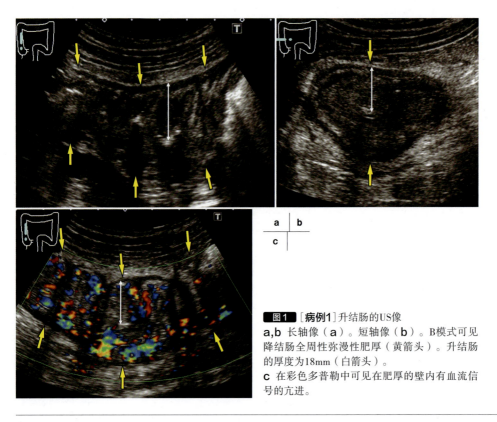

图1 [病例1]升结肠的US像
a,b 长轴像（a）。短轴像（b）。B模式可见降结肠全周性弥漫性肥厚（黄箭头）。升结肠的厚度为18mm（白箭头）。
c 在彩色多普勒中可见在肥厚的壁内有血流信号的亢进。

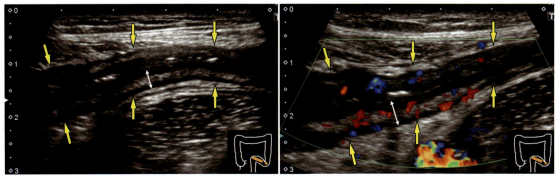

a | b

图2 ［病例1］乙状结肠的US像

a B模式下可见乙状结肠有厚度5mm（白箭头）的弥漫性壁肥厚（黄箭头）。层次结构保持着，主要是黏膜~黏膜下层的肥厚。黏膜的回声水平明显下降。

b 在彩色多普勒中可见在肥厚的壁内有血流信号的轻度亢进。

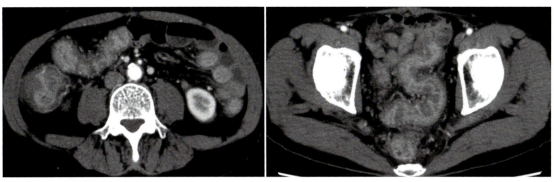

a | b

图3 ［病例1］CT像

a 升结肠、横结肠、降结肠壁肥厚，造影效果强化。

b 从乙状结肠至直肠连续，全大肠可见炎症。

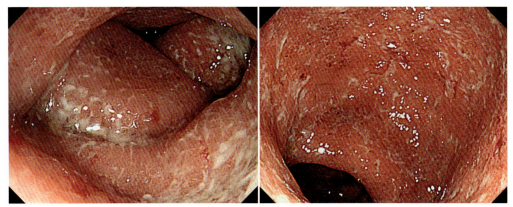

a | b

图4 ［病例1］CS像

a 升结肠可见全周性水肿、黏膜发红、血管透见消失、脓汁样黏液。

b 乙状结肠可见全周性糜烂、血管透见消失、细颗粒状黏膜变化。

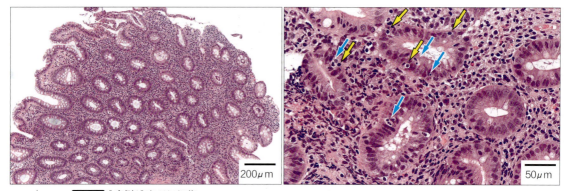

a | b **图5** ［**病例1**］病理组织像

a 低倍放大，隐窝扭转、隐窝炎、隐窝脓肿，缺乏结肠组织。间质的炎症细胞浸润明显。

b 高倍放大，在隐窝上皮随处可见凋亡小体（蓝色箭头）。上皮内多见淋巴细胞浸润（黄箭头）。间质中有明显的淋巴细胞及浆细胞浸润。也发现少数嗜酸性粒细胞。

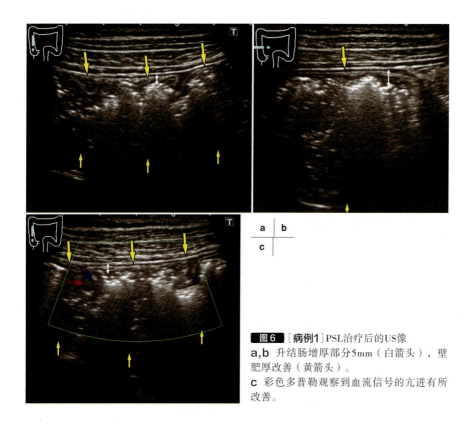

a | b

c

图6 ［**病例1**］PSL治疗后的US像

a,b 升结肠增厚部分5mm（白箭头），壁肥厚改善（黄箭头）。

c 彩色多普勒观察到血流信号的亢进有所改善。

38.1℃。腹部膨隆，反跳痛、肌紧张无。无明显压痛。

血液检查 转移性肝癌引起的肝胆道酶学检验结果上升，可见炎症（**表3**）。

粪便检查 只有正常细菌，CD毒素阴性。

US所见 盲肠到直肠的全大肠可见弥漫性壁肥厚（**图8**）。

CT所见 盲肠、乙状结肠到直肠可见壁肥厚（**图9**）。

CS所见 乙状结肠出现水肿（**图10a**）。PSL治疗开始后，内镜检查发现盲肠多发浅溃疡（**图10b**）。

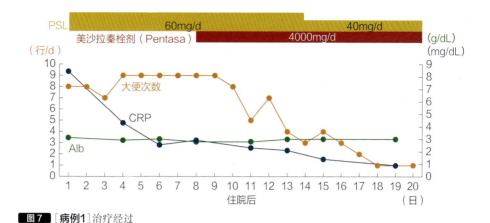

图7 [**病例1**]治疗经过

病理组织学所见 病理组织学上可见隐窝上皮内的淋巴细胞浸润和凋亡小体，显示淋巴细胞性肠炎。没有发现提示其他肠炎的特异性表现（**图11**）。

经过 经各项检查，诊断为ICI相关大肠炎CTCAE Grade 3。开始了PSL 60mg/d的治疗。症状迅速好转，开始PSL后第3天大便性状好转，第5天恢复进食。逐渐减少PSL也没有复发，US也确认改善（**图12**）。内镜检查发现溃疡病变（**图10b**），但情况良好，没有进行IFX治疗，第15天转入门诊治疗（经过表，**图13**）。

结语

ICI是效果良好的抗肿瘤药，但随着使用频率的增加，发生irAE的概率也会增加。对于irAE，不仅仅是治疗恶性肿瘤的主治医生，多诊疗科医生、其他医疗从业者等医院相关工作者的对策和合作也很重要。

遗憾的是，目前还没有具有充分证据的ICI相关大肠炎的诊断和治疗方法。既有像[**病例1**]那样呈现与UC类似的内镜图像，也有像[**病例2**]那样不类似的，需要今后的病例积累。

表3 [**病例2**]住院时血液检查结果

末梢血检查		AST	101IU/L
WBC	6500/μL	ALT	49IU/L
Seg	74.0%	LDH	1113IU/L
Stab	10.0%	ALP	1830IU/L
Lympho	10.0%	ChE	153IU/L
Mono	6.0%	γ-GTP	373IU/L
Eosino	0%	AMY	78IU/L
Baso	0%	BUN	8mg/dL
RBC	383×10^4/μL	Cre	0.45mg/dL
Hb	11.3g/dL	Na	138mEq/L
Ht	35.0%	K	3.0mEq/L
Plt	25.9×10^4/μL	Cl	103mEq/L
生化检查		T-chol	129mg/dL
TP	7.3g/dL	CRP	14.39mg/dL
Alb	2.4g/dL	TSH	1.12μIU/mL
T-Bil	1.2mg/dL		

红字为偏高，蓝字为偏低。

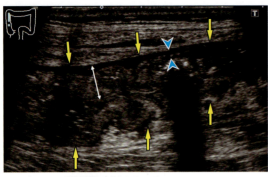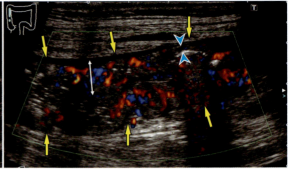

图8 ［病例2］US像

a 在B模式下可见，升结肠出现弥漫性壁肥厚（黄箭头），呈斑点状，介于肥厚较强的部分（壁厚9mm）（白箭头），较弱的部分（壁厚2mm）（蓝箭头）也可见。

b 彩色多普勒可见在增厚的壁内有血流信号亢进。

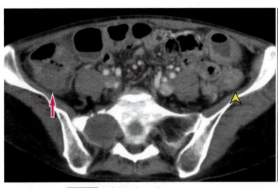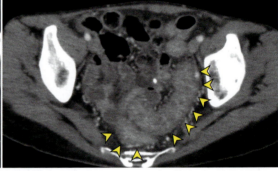

图9 ［病例2］CT像

a 盲肠（红箭头）、降结肠（黄箭头）壁肥厚，造影效果亢进。骶骨可见转移性骨肿瘤。

b 从乙状结肠至直肠可见连续的全大肠炎症（黄箭头）。

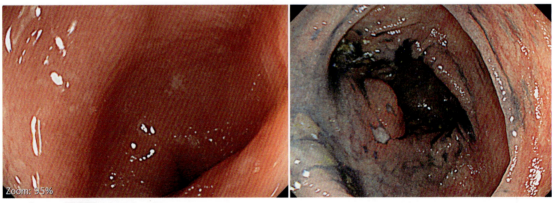

图10 ［病例2］CS像

a 介绍当天实施短CS，可见乙状结肠出现了水肿状黏膜。

b 靛胭脂染色图像。PSL治疗后，实施CS前处理后，发现回盲部有浅溃疡病变。

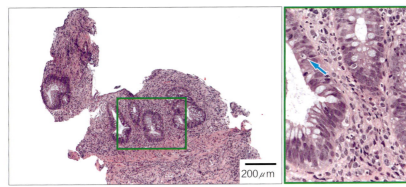
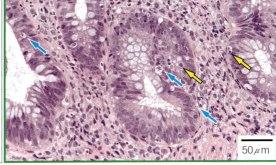

a | b

图11 ［病例2］病理组织像

a 低倍放大。表层上皮脱落、萎缩，隐窝的杯状细胞减少。缺乏隐窝扭转、隐窝炎、隐窝脓肿。间质的炎症细胞浸润明显。

b a的绿框部分高倍放大。在隐窝上皮随处可见凋亡小体（蓝色箭头）。上皮内多见淋巴细胞浸润（黄箭头）。间质中有明显的淋巴细胞及浆细胞浸润，也发现少数嗜中性粒细胞和嗜酸性粒细胞。

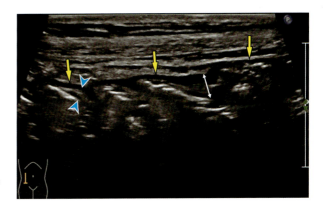

图12 ［病例2］PSL治疗后的US像

升结肠的壁肥厚改善为壁厚5mm（白箭头、黄箭头、蓝箭头与**图8**对应）。

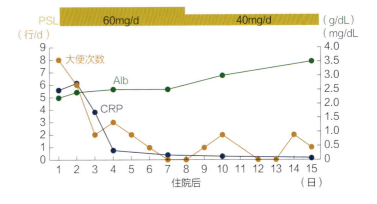

图13 ［病例2］治疗经过

参考文献

[1]Nishimura Y, Yasuda M, Ocho K, et al. Severe gastritis after administration of nivolumab and ipilimumab. Case Rep Oncol 11: 549–556, 2018.

[2]Boike J, Dejulio T. Severe esophagitis and gastritis from nivolumab therapy. ACG Case Rep J 4: e57, 2017.

[3]Shah R, Witt D, Asif T, et al. Ipilimumab as a cause of severe pan-colitis and colonic perforation. Cureus 9: e1182, 2017.

[4]Burdine L, Lai K, Laryea JA. Ipilimumab-induced colonic perforation. J Surg Case Rep 2014: 2014.

[5]Marthey L, Mateus C, Mussini C, et al. Cancer immunotherapy with anti-ctla-4 monoclonal antibodies induces an inflammatory bowel disease. J Crohns Colitis 10: 395–401, 2016.

[6]Soularue E, Lepage P, Colombel JF, et al. Enterocolitis due to immune checkpoint inhibitors: a systematic review. Gut 67: 2056–2067, 2018.

[7]Wang DY, Ye F, Zhao S, et al. Incidence of immune checkpoint inhibitor-related colitis in solid tumor patients: a systematic review and meta-analysis. Oncoimmunology 6: e1344805, 2017.

[8]Antonia SJ, Villegas A, Daniel D, et al. Durvalumab after chemoradiotherapy in stage III non-small-cell lung cancer. N Engl J Med 377: 1919-1929, 2017.

[9]Patel MR, Ellerton J, Infante JR, et al. Avelumab in metastatic urothelial carcinoma after platinum failure（JAVELIN Solid Tumor）: pooled results from two expansion cohorts of an open-label, phase 1 trial. Lancet Oncol 19: 51-64, 2018.

[10]Socinski MA, Jotte RM, Cappuzzo F, et al. Atezolizumab for first-line treatment of metastatic nonsquamous NSCLC. N Engl J Med 378: 2288-2301, 2018.

[11]Weber JS, Gibney G, Sullivan RJ, et al. Sequential administration of nivolumab and ipilimumab with a planned switch in patients with advanced melanoma（CheckMate 064）: an open-label, randomised, phase 2 trial. Lancet Oncol 17: 943-955, 2016.

[12]Beck KE, Blansfield JA, Tran KQ, et al. Enterocolitis in patients with cancer after antibody blockade of cytotoxic T-lymphocyte-associated antigen 4. J Clin Oncol 24: 2283-2289, 2006.

[13]Haanen JBAG, Carbonnel F, Robert C, et al. Management of toxicities from immunotherapy: ESMO Clinical Practice Guidelines for diagnosis, treatment and follow-up. Ann Oncol 28: iv 119-142, 2017.

[14]Widmann G, Nguyen VA, Plaickner J, et al. Imaging features of toxicities by immune checkpoint inhibitors in cancer therapy. Curr Radiol Rep 5: 59, 2016.

[15]Barina AR, Bashir MR, Howard BA, et al. Isolated recto-sigmoid colitis: a new imaging pattern of ipilimumab-associated colitis. Abdom Radiol（NY） 41: 207-214, 2016.

[16]Gupta A, De Felice KM, Loftus EV Jr, et al. Systematic review: colitis associated with anti-CTLA-4 therapy. Aliment Pharmacol Ther 42: 406-417, 2015.

[17]Jain A, Lipson EJ, Sharfman WH, et al. Colonic ulcerations may predict steroid-refractory course in patients with ipilimumab-mediated enterocolitis. World J Gastroenterol 23: 2023-2028, 2017.

[18]Chen JH, Pezhouh MK, Lauwers GY, et al. Histopathologic features of colitis due to immunotherapy with anti-PD-1 antibodies. Am J Surg Pathol 41: 643-654, 2017.

[19]Berman D, Parker SM, Siegel J, et al. Blockade of cytotoxic T-lymphocyte antigen-4 by ipilimumab results in dysregulation of gastrointestinal immunity in patients with advanced melanoma. Cancer Immun 10: 11, 2010.

[20]Weber J, Thompson JA, Hamid O, et al. A randomized,double-blind, placebo-controlled, phase II study comparing the tolerability and efficacy of ipilimumab administered with or without prophylactic budesonide in patients with unresectable stage III or IV melanoma. Clin Cancer Res 15: 5591-5598, 2009.

[21]日本臨床腫瘍学会（編）. がん免疫療法ガイドライン，第2版. 金原出版, 2019.

[22]Brahmer JR, Lacchetti C, Schneider BJ, et al. Management of immune-related adverse events in patients treated with immune checkpoint inhibitor therapy: American Society of Clinical Oncology clinical practice guideline. J Clin Oncol 36: 1714-1768, 2018.

[23]「難治性炎症性腸管障害に関する調査研究」（鈴木班）. 潰瘍性大腸炎・クローン病診断基準・治療指針. 厚生労働科学研究費補助金難治性疾患政策研究事業, 2019.

[24]Kubo K, Kato M, Mabe K. Nivolumab-associated colitis mimicking ulcerative colitis. Clin Gastroenterol Hepatol 15: A35-36, 2017.

[25]Bergqvist V, Hertervig E, Gedeon P, et al. Vedolizumab treatment for immune checkpoint inhibitor-induced enterocolitis. Cancer Immunol Immunother 66: 581-592, 2017.

[26]佐野寛, 小林誠, 佐々木優作, 他. 抗TNFα抗体抵抗性のペムブロリズマブによる難治性大腸炎の1例. 日呼吸会誌 7: 409-414, 2018.

[27]Nakase H, Honzawa Y, Toyonaga T, et al. Diagnosis and treatment of ulcerative colitis with cytomegalovirus infection: importance of controlling mucosal inflammation to prevent cytomegalovirus reactivation. Intest Res 12: 5-11, 2014.

[28]Franklin C, Rooms I, Fiedler M, et al. Cytomegalovirus reactivation in patients with refractory checkpoint inhibitor-induced colitis. Eur J Cancer 86: 248-256, 2017.

Summary

Gastrointestinal Toxicity of Immune Checkpoint Inhibitor

Kazunori Nagashima[1, 2], Takehiko Katsurada[3],
Takuya Otsuka[4], Mutsumi Nishida[5, 6],
Satomi Omotehara, Kensuke Sakurai[1],
Shinsuke Otagiri, Kana Yamanashi,
Yoshito Komatsu[7], Tomoko Mitsuhashi[4],
Naoya Sakamoto[1]

Immune checkpoint inhibitors are novel anti-cancer drugs with mechanisms that are different from conventional anti-cancer drugs. Unfortunately, they are associated with characteristic adverse events, termed irAE（immune-related adverse events）, including colitis, pneumonitis, skin rash, interstitial nephritis, and thyroiditis. Colonoscopy is useful for the diagnosis of colitis, which presents with symptoms such as diarrhea, abdominal pain, and bloody stool, and it requires the exclusion of other diseases with similar symptoms. Guidelines recommend steroid therapy for grade $\geqq 2$ colitis according to the Common Terminology Criteria for Adverse Events. Furthermore, infliximab therapy is recommended for steroid-resistant colitis. Collaboration among oncologists, gastroenterologists, and other clinicians and medical staff is important for proper management of irAE in patients treated with immune checkpoint inhibitors.

[1]Department of Gastroenterology and Hepatology, Hokkaido University Hospital, Sapporo, Japan.

[2]Department of Gastroenterology and Hepatology, Hokkaido Medical Center, Sapporo, Japan.

[3]Department of Endoscopy, Hokkaido University Hospital, Sapporo, Japan.

[4]Department of Pathology, Hokkaido University Hospital, Sapporo, Japan.

[5]Division of Laboratory and Transfusion Medicine, Hokkaido University Hospital, Sapporo, Japan.

[6]Division of Diagnostic Center for Sonography, HokkaidoUniversity Hospital, Sapporo, Japan.

[7]Department of Cancer Chemotherapy, Hokkaido University Hospital, Sapporo, Japan.

治疗中合并 trisomy 8 阳性骨髓增生异常综合征的难治性肠道白塞氏病 1 例

冬野 雄太[1]

鸟巢 刚弘

平野 敦士

梅野 淳嗣

藤冈 审

森山 智彦

江崎 干宏[2]

摘要●患者40多岁，女性。从20多岁开始反复患回盲部溃疡、吻合口溃疡，有两次肠道切除史。30多岁时，因吻合口溃疡再次复发，到笔者所在科室初诊。发病16年后出现阴部溃疡，被诊断为不完全型白塞氏病。此后，溃疡呈恶化趋势，虽然用泼尼松龙、英夫利昔单抗等进行了治疗，但效果不佳。发病19年后，吻合口呈穿透性溃疡及狭窄，对内科治疗有抵抗性，因此施行了吻合口切除术。但是，术后早期溃疡复燃恶化，出现穿孔，因此需要造瘘人工肛门。术后进行了以在家中心静脉营养疗法为主的治疗，但发病20年后出现全血细胞减少症，确认合并骨髓增生异常综合征及trisomy 8 阳性。

关键词   trisomy 8   肠道白塞氏病   骨髓异常增生综合征   穿透性溃疡

[1] 九州大学大学院医学研究院病態機能内科学   〒812-8582 福岡市東区馬出 3 丁目 1-1
E-mail：yfuyuno@intmed2.med.kyushu-u.ac.jp
[2] 佐賀大学医学部附属病院光学医療診療部

前言

近年来有报告称，被诊断为肠道白塞氏病（Behçet's disease，BD）或单纯性溃疡（simple ulcer，SU）的病例中，合并骨髓异常增生综合征（myelodysplastic syndrome，MDS）的病例检测出 trisomy 8 的概率很高。因此，trisomy 8 可能与 BD/SU 样的消化道病变的形成有关。另外，这些病例与正常的 BD 和 SU 相比，消化道病变和临床经过也有不同的可能性，近年来也正在讨论与 trisomy 8 阴性的 BD/SU 的异同。

笔者们曾经治过 1 例对内科治疗有抵抗性的肠道 BD 确认合并 trisomy 8 阳性 MDS 的病例，因此在讨论病例的同时，对其与普通肠道 BD/SU 的异同进行了研究。

病例〔与文献[1]的［病例14］为同一病例〕

患者：40 多岁，女性。

现病史：从幼儿时期开始出现口腔内溃疡、腹泻、下腹部疼痛。20 岁开始时，在前一位医生实施的下消化道内镜检查中，发现回盲部有溃疡性病变，施行了右半结肠切除术。4 年后，吻合口溃疡复发，施行了吻合口切除术。

发病 10 年后再次确认吻合口溃疡，被介绍到笔者所在科室。在下消化道内镜检查中，从吻合口到大肠脾曲部，发现了多发的穿透性溃疡，但没有发现合并阴部溃疡和眼部病变，因此诊断为单纯性溃疡。之后用柳氮磺胺吡啶和秋水仙碱进行了治疗，但临床上反复改善和恶化，吻合口溃疡也逐渐增大（**图1**）。

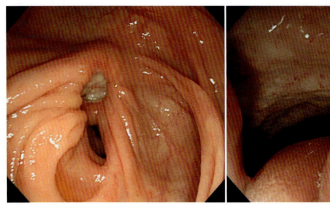

a | b

图1 发病后的下消化道内镜影像
a 发病15年后的下消化道内镜影像。回肠结肠吻合口可见椭圆形的穿透性溃疡。
b 发病18年后的下消化道内镜影像。回肠结肠吻合口可见穿透性溃疡增大。

表1 住院时的检查结果

WBC	4090/μL	TP	7.3g/dL	CK	49U/L
Neut	89.3%	Alb	4.4g/dL	T-Chol	140mg/dL
Ly	6.4%	BUN	8mg/dL	Na	142mEq/L
Mo	3.9%	Cr	0.54mg/dL	K	3.5mEq/L
Eo	0.2%	T-Bil	0.6mg/dL	Cl	105mEq/L
Ba	0.2%	AST	18U/L	Ca	9.0mg/dL
RBC	$297 \times 10^4/\mu$L	ALT	16U/L	Fe	37μg/dL
Hb	9.4g/dL	LDH	230U/L	UIBC	345μg/dL
Ht	31.7%	ALP	187U/L	Ferritin	7.2ng/mL
MCV	106.7fL	γ-GTP	15U/L	CRP	0.48mg/dL
Plt	$14.6 \times 10^4/\mu$L	Amy	70U/L		

　　发病 16 年后出现阴部溃疡，符合不完全型 BD 的诊断标准。由于吻合口溃疡的恶化，使用了英夫利昔单抗，但在治疗过程中，效果逐渐减弱，即使同时使用硫唑嘌呤和泼尼松龙，也难以继续缓解。由于观察到炎症加上腹痛、腹泻也很严重，发病 19 年后在科住院。

　　入院时体征：身高 162cm，体重 49.1kg，血压 102/64mmHg，脉搏 75 次 /min，体温 36.4℃，下腹部有压痛，但无反跳痛、肌紧张。

　　入院时检查结果（表1）　CRP 轻度升高，Hb 9.4g/dL，MCV 106.7fl，轻度巨球蛋白血症（正口服硫唑嘌呤）。

　　下消化道内镜所见（图2）　回肠结肠吻合口有较大的穿透性溃疡，该部管腔狭窄。其余大肠未见病变。

　　插管法小肠 X 线造影所见（图 3）　吻合口严重变形，并在该部位连续的口侧端回肠发现大的钡斑。在 X 线造影上，口侧端小肠没有发现明显的异常。

　　临床过程　吻合口溃疡及吻合口狭窄化，对内科治疗有抵抗性，因此施行了回肠升结肠吻合口切除术。术后重新开始使用英夫利昔单抗，但由于反复腹泻、便血，实施经肛门的小肠内镜检查（图4）发现，吻合口口侧端的回肠多发穿透性溃疡。即使采用环孢素持续点滴静注疗法也没有疗效，于是开始使用泼尼松龙

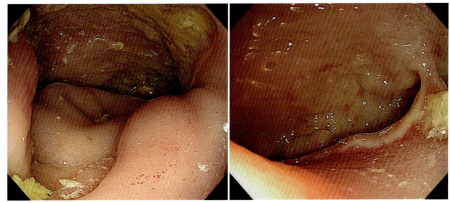

a | b **图2** 发病19年后的下消化道内镜影像。回肠结肠吻合口可见较大的穿透性溃疡

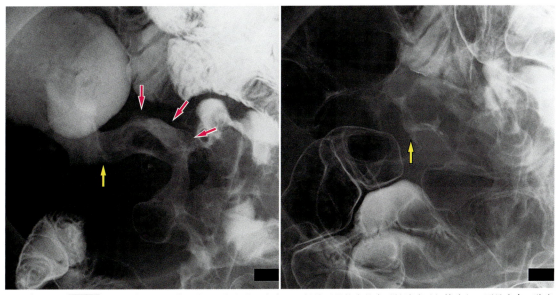

a | b **图3** 发病19年后的插管法小肠X线造影。吻合口口侧端可见较大的穿透性溃疡（红箭头），可见吻合口狭窄（黄箭头）

70mg/d。但在逐渐减少到55mg/d时，出现肠道穿孔，实施了回肠部分切除术及回肠人工肛门造瘘术。

术后由于短肠综合征引起多次腹泻，因此为了维持机体的水和电解质平衡而行中心静脉置管。同一时期出现迁延性全血细胞减少，实施骨髓穿刺，检测结果为4.0%的芽孢，虽然缺乏异型，但在染色体检查中检测出trisomy 8，被诊断为难治性贫血（refractory anemia，MDS-RA）。另外，HLA-B51为阴性。MDS是

低风险，因此采用经过观察的方案。

对内科治疗表现出抵抗性，在治疗过程中进行了4次肠道切除，之后继续接受泼尼松龙2.5mg/d的治疗，临床情况比较稳定，消化道病变方面也只是在回肠出现小溃疡（**图5a**）。然而，由于中心静脉置管反复感染难以管理，在发病25年后实施了回肠人工肛门封闭术，导入了阿达木单抗。使用阿达木单抗开始治疗后，临床上处于缓解状态，内镜也确认了黏膜愈合（**图5b**）。

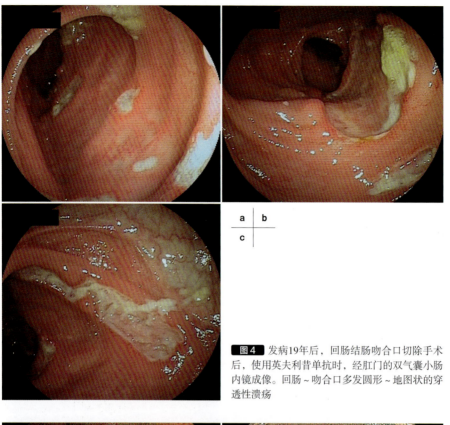

a	b
	c

图4 发病19年后，回肠结肠吻合口切除手术后，使用英夫利昔单抗时，经肛门的双气囊小肠内镜成像。回肠～吻合口多发圆形～地图状的穿透性溃疡

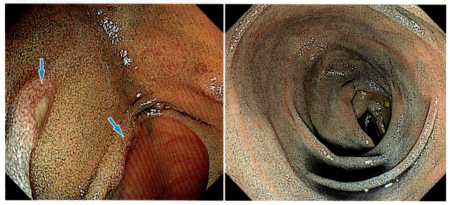

a	b

图5 阿达木单抗开始前后的下消化道内镜影像

a 发病25年后，使用阿达木单抗2个月前。吻合口口侧端的回肠中散布着小溃疡（蓝色箭头）。

b 发病26年后，使用阿达木单抗半年后。回肠的溃疡完全愈合。

讨论

　　MDS是由异常造血干细胞的克隆增殖引起的，具有骨髓造血功能不全和肿瘤性增殖这两个方面表现的疾病。其特征是单一或多个血细胞系的减少症、形态学上的异常增生、骨髓中的无效造血、急性髓性白血病的发病风险。MDS一般是由造血干细胞中后天获得的多阶段基因变异累积而引起的，但约半数的MDS被指出有染色体异常，其中约10%的MDS中发现trisomy 8，是概率较高的染色体异常。染色体异常基本是由先天的基因变异引起基因不稳定性，其结果是继发性染色体数量异常和转座等，罕见地也有先天性的嵌合型8三体（Mosaic trisomy 8）综合征的存在。实际上，在先天性的嵌合型8三体（Mosaic trisomy 8）中也有很多MDS的合并。trisomy 8阳性的MDS的预后被分类为中等风险，报告称全生存期的平均数为33个月左右。

近年有报告指出，trisomy 8阳性的MDS中，回盲部溃疡好发，也存在合并口腔内溃疡和阴部溃疡等BD临床表现的病例。Tada等指出，在MDS中呈现BD临床表现的病例中，86.7%确认有trisomy 8。MDS整体的trisomy 8阳性率为10%左右，这种概率非常高。据报告，合并trisomy 8阳性MDS的BD的特征是，有肠道病变的比例非常高，除此之外也有少量眼病，HLA-B51阳性率很低，但这些与完全型BD相比较时肠道BD的特征相同。此外，也有报告指出，合并trisomy 8阳性MDS的肠道BD样消化道病变，在男性中好发于老年人，而在女性中则有在年轻人中发病的倾向。另外，有报告称，高龄病例中MDS先于肠道BD样消化道病变或几乎在同一时期发病，而年轻病例中有不少肠道BD样消化道病变先发生的例子。

trisomy 8阳性病例的肠道BD样消化道病变的机制尚未完全阐明，但有报告指出，trisomy 8阳性的CD34细胞中，与免疫和炎症反应相关的很多基因发现异常，有 TGF-β、TGF-βRIII、IFNβ2、IL-10RA、IL-6、IL-7R、MCP-1、ICAM-1、c-Maf 等基因过度表达的报告。这些基因的过度表达可能导致炎症系统信号亢进，导致BD样症状的发病。另外，近年来进行的全基因组关联分析显示，存在于第8号染色体上的 RIPK2 基因与BD的疾病易感性相关。RIPK2是由丝氨酸/苏氨酸蛋白激酶域和CARD域构成的蛋白质，通过与NOD2形成复合体，激活NF-κB（nuclear factor-κB，核因子κB），在自然免疫应答中发挥重要作用。在 trisomy 8 中，RIPK2 的过度表达可能导致自然免疫应答的异常，引起肠道病变。

合并 trisomy 8 阳性 MDS 的消化道病变的内镜影像可见，末端回肠多发边界清晰、相对直径小的穿透性溃疡，穿透性溃疡的概率较低。另一方面，也有报告称，穿透性溃疡的概率比较高。本病例在经过过程中形成了不同的小肠病变，多发性的小型的穿透性溃疡和大型的穿透性溃疡均有发现。目前，伴有消化道病变的 trisomy 8 的报告病例较少，因此与普通 BD/SU 的差异尚不明确。

另一方面，对于内科治疗的反应性，提示 trisomy 8 阳性的肠道 BD 样消化道病变和阴性的 BD/SU 病例可能不同。实际上，在 trisomy 8 阴性 BD/SU 例中，即使是难治病例，英夫利昔单抗和阿达木单抗等抗肿瘤坏死因子 α（tumor necrosis factor α，TNFα）抗体制剂的有效性也很好，但 trisomy 8 阳性肠道 BD 样消化道病变的病例中，对英夫利昔单抗表现出抵抗性的情况比较多。不过，也有报告指出阿达木单抗有效果，在本病例中也有一定的有效性，因此抗 TNFα 抗体制剂的治疗效果还有待进一步研究。

也有通过对 MDS 进行造血干细胞移植，肠道 BD 样消化管病变得到改善的报告。但是，造血干细胞移植治疗本身有可能是致命的，因此在应用方面不得不慎重。据报道，近年来用于 MDS 的阿扎胞苷对肠道 BD 样消化道病变的疾病控制也有效，有可能成为难治病例的治疗选择。

结语

在治疗过程中经治了合并 trisomy 8 阳性 MDS 的内科治疗抵抗性的肠道 BD 样消化道病变。对于治疗抵抗性的肠道 BD，需要考虑在治疗过程中可能合并 trisomy 8 以及 MDS。

参考文献

[1]松本主之，江崎幹宏，久保仓尚哉，他. 肠管Behçet病と单纯性溃疡—小肠内视镜所见の比较. 胃と肠 46: 1007-1015, 2011.

[2]Haferlach T, Nagata Y, Grossmann V, et al. Landscape of genetic lesions in 944 patients with myelodysplastic syndromes. Leukemia 28: 241-247, 2014.

[3]Hosono N. Genetic abnormalities and pathophysiology of MDS. Int J Clin Oncol 24: 885–892, 2019.

[4]Lindsley CR, Ebert BL. The biology and clinical impact of genetic lesions in myeloid malignancies. Blood 122; 3741–3748, 2013.

[5]Maserati E, Aprili F, Vinante F, et al. Trisomy 8 in myelodysplasia and acute leukemia is constitutional in 15–20% of cases. Genes Chromosomes Cancer 33: 93–97, 2002.

[6]Schanz J, T ü chler H, Sol é F, et al. New comprehensive cytogenetic scoring system for primary myelodysplastic syndromes (MDS) and oligoblastic acute myeloid leukemia after MDS derived from an international database merge. J Clin Oncol 30: 820–829, 2012.

[7]Drevon L, Marceau A, Maarek O, et al. Myelodysplastic syndrome (MDS) with isolated trisomy 8: a type of MDS frequently associated with myeloproliferative features? A report by the Groupe Francophone des My é lodysplasies. Br J Haematol 182: 843–850, 2018.

[8]Tada Y, Koarada S, Haruta Y, et al. The association of Behçet' s disease with myelodysplastic syndrome in Japan: a review of the literature. Clin Exp Rheumatol 24: S115–119, 2006.

[9]Ahn JK, Cha HS, Koh EM, et al. Behçet' s disease associated with bone marrow failure in Korean patients: clinical characteristics and the association of intestinal ulceration and trisomy 8. Rheumatology (Oxford) 47: 1228–1230, 2008.

[10]Ideguchi H, Suda A, Takeno M, et al. Gastrointestinal manifestations of Behçet' s disease in Japan: a study of 43 patients. Rheumatol Int 34: 851–856, 2014.

[11]Chen G, Zeng W, Miyazato A, et al. Distinctive gene expression profiles of CD34 cells from patients with myelodysplastic syndrome characterized by specific chromosomal abnormalities. Blood 104: 4210–4218, 2004.

[12]Takeuchi M, Mizuki N, Meguro A, et al. Dense genotyping of immune-related loci implicates host responses to microbial exposure in Behçet' s disease susceptibility. Nat Genet 49: 438–443, 2017.

[13]He S, Wang X. RIP kinases as modulators of inflammation and immunity. Nat Immunol 19: 912–922, 2018.

[14]吉田篤史，遠藤豊，上野文昭．Trisomy8を伴った骨髄異形成症候群に合併した小腸潰瘍．Gastroenterol Endosc 57: 170–171, 2015.

[15]梁井俊一，中村昌太郎，川崎啓祐，他．小腸の非腫瘍性疾患―腸管Behçet病/単純性潰瘍．胃と腸 54: 496–503, 2019.

[16]Shen Y, Ma HF, Luo D, et al. High incidence of gastrointestinal ulceration and cytogenetic aberration of trisomy 8 as typical features of Behçet' s disease associated with myelodysplastic syndrome: a series of 16 consecutive Chinese patients from the Shanghai Behçet' s disease database and comparison with the literature. Biomed Res Int 2018: 8535091, 2018.

[17]Hisamatsu T, Naganuma M, Matsuoka K, et al. Diagnosis and management of intestinal Behçet' s disease. Clin J Gastroenterol 7: 205–212, 2014.

[18]Toyonaga T, Nakase H, Matsuura M, et al. Refractoriness of intestinal Behçet' s disease with Myelodysplastic syndrome involving Trisomy 8 to medical therapies −our case experience and review of the literature. Digestion 88: 217–221, 2013.

[19]Kimura M, Tsuji Y, Iwai M, et al. Usefulness of adalimumab for treating a case of intestinal Behçet' s disease with trisomy 8 myelodysplastic syndrome. Intest Res 13: 166–169, 2015.

[20]Soysal T, Salihoğlu A, Esatoğlu SN, et al. Bone marrow transplantation for Behçet' s disease: a case report and systematic review of the literature. Rheumatology (Oxford) 53: 1136–1141, 2014.

[21]Tanaka H, Shimizu N, Tougasaki E, et al. Successful treatment by azacitidine therapy of intestinal Behçet' s disease associated with myelodysplastic syndrome. Int J Hematol 97: 520–524, 2013.

Summary

Trisomy 8−positive Myelodysplastic Syndrome Associated with Intractable Intestinal Behcet' s Disease, Report of a Case

Yuta Fuyuno[1], Takehiro Torisu,
Atsushi Hirano, Junji Umeno,
Shin Fujioka, Tomohiko Moriyama,
Motohiro Esaki[2]

A 40−year−old woman, who underwent repeated colectomies and presented with incomplete Behçet' s disease, was admitted to our hospital for further treatment of an intractable ulcer at the anastomotic site. Ileocolonoscopy and barium follow−through study revealed an undermining ulcer with stenosis at the anastomosis site. Thus, intestinal resection of the anastomotic site was performed, and postoperative medication with infliximab and cyclosporine was initiated. However, acute flare−up and intestinal perforation occurred, requiring ileostomy. During her postoperative course, pancytopenia occurred, and trisomy 8−positive myelodysplastic syndrome was diagnosed via bone−marrow examination.

[1]Department of Medicine and Clinical Science, Graduate School of Medical Sciences, Kyushu University, Fukuoka, Japan.

[2]Department of Endoscopic Diagnostics and Therapeutics, Saga University Hospital, Saga, Japan.

伴随 IgG4 相关疾病的胃溃疡 1 例

贯阳 一郎[1]

北崎 真未

平野 敦士

梅野 淳嗣

鸟巢 刚弘

川床 慎一郎[2]

保利 喜史

藤原 美奈子[3]

松本 主之[4]

江崎 干宏[5]

摘要●患者50多岁，女性。以剑突下部痛为主诉在前一位医生处就诊，上消化道内镜检查指出胃窦小弯前壁有溃疡性病变。活检病理组织学检查怀疑是肿瘤性病变，被介绍到笔者所在医院住院。笔者所在医院的活检均为Group 1，但腹部CT及PET检查可见肾脏、支气管、泪腺、下颌骨有疑似IgG4相关性疾病。血清学检查发现IgG4明显升高，因此对初次内镜时的活检进行了回顾性研究，通过免疫组织化学染色，发现黏膜固有层的IgG4阳性浆细胞增加，与IgG阳性细胞的比例上升到55.5%。实施了幽门螺旋杆菌（*H.pylori*）除菌疗法，注射了类固醇，溃疡变成了瘢痕，血清IgG4值也减少了。根据以上分析，可以认为是伴随IgG4相关性疾病的胃溃疡。

■ **关键词** ■ IgG4 相关性疾病   胃溃疡   消化道病变   内镜   类固醇

[1] 九州大学大学院医学研究院病態機能内科学   〒812-8582 福冈市東区馬出 3 丁目 1-1
    E-mail : ynuki10662@gmail.com
[2] 同   形態機能病理学
[3] 国立病院機構九州医療センター病理部
[4] 岩手医科大学医学部内科学講座消化器内科消化管分野
[5] 佐賀大学医学部附属病院光学医療診療部

前言

IgG4 相 关 性 疾 病（IgG4-related disease，IgG4-RD）是一种以血清 IgG4 高值和组织中 IgG4 阳性浆细胞的增殖、浸润为特征，全身各种脏器呈纤维性、肿瘤性、肥厚性病变的疾病。笔者经治了 1 例以胃溃疡为表现被诊断的 IgG4 相关性疾病，因此在文献回顾的基础上进行报告。

病例

患 者：50 多岁，女性。

主 诉：空腹时剑突下痛。

家族史：母亲患有外阴部癌。

生活经历：吸烟 10 根 ×31 年，饮烧酒 180mL/d×31 年，无非甾体抗炎药物（nonsteroidal anti-inflammatory drugs，NSAIDs）服用史。

既往史：7 年前因右耳下腺多形性腺瘤而接受肿瘤切除术，2 年前腰椎间盘突出症。

现病史：X 年 7 月左右开始空腹时感觉到剑突下疼痛。接受前医生的检查，施行上消化道内镜检查（esopha-gogastroduo denoscopy，EGD），结果指出胃窦小弯前壁有溃疡性病变。从该部位的活检病理组织学检查怀疑是肿瘤性病变，8 月 26 日以精查加治疗为目的被介绍到笔者所在医院住院。

入院时体征：身高 151cm，体重 50.5kg，体温 36.5℃。除了双眼肿胀外，身体观察没有发现异常。

表1 住院时的检查结果

CBC	
WBC	4920/μL
Neut	52.3%
Ly	33.7%
Mo	3.3%
Eo	8.5%
Ba	2.2%
RBC	$469 \times 10^4/\mu$L
Hb	15.1g/dL
Hct	44.4%
Plt	$34.2 \times 10^4/\mu$L
生化学	
TP	7.8g/dL
Alb	4.5g/dL
T-Bil	0.7mg/dL
AST	17U/L
ALT	19U/L
LDH	177U/L
ALP	241U/L
γ-GTP	18U/L
BUN	14.0mg/dL
Cr	0.45mg/dL
Na	142mEq/L
K	4.2mEq/L
Cl	105mEq/L
Amy	72U/L
脂肪酶	29U/L
CRP	0.04mg/dL
感染症	
HBs-Ag	（－）
HCV-Ab	（－）
*H. pylori*抗体	16.8U/mL
肿瘤标志物	
CEA	0.9ng/mL
CA19-9	11.0U/mL

入院时的检查结果（表1） 除了血液中幽门螺旋杆菌（*Helicobacter pylori*，*H.pylori*）抗体呈阳性以外，没有发现异常。未发现炎症反应升高，CEA、CA19-9等肿瘤标志物均为正常值。

第一次EGD所见 胃窦前壁有开放性溃疡，小弯前后壁伴有线状溃疡瘢痕。溃疡边缘平整，周围黏膜发红，呈浮肿状隆起（**图1a、b**）。靛胭脂染色图像可见，溃疡底部平坦，没有凹凸，溃疡边缘没有明显的肿瘤性变化（**图1c**）。通过微型探针对溃疡部进行超声内镜检查（endoscopic ultrasonography，EUS），发现第2层、第3层模糊，第3层、第4层的边界未"描绘"出来，提示有UL-Ⅱ~Ⅲ溃疡（**图1d**）。

进行了包括溃疡边缘在内的6处活检，病理组织学诊断中，采集了伴有*H.pylori*阳性慢性活动性炎症的胃黏膜（Group 1），实施了*H.pylori*除菌疗法。另外，该病变在前一位医生进行的活检中被怀疑是高分化型腺癌（Group 4），因此进行了腹部CT等追加检查。

胸腹造影CT所见 两肾多发肿瘤，肾盂壁肥厚（**图2a**）。胸部整体支气管血管束高度肥厚（**图2b**）。

氟脱氧葡萄糖正电子发射断层扫描（fluorodeoxyglucose positron emission tomography，FDG-PET）所见 胃窦部发现异常聚集，两肾皮质多发异常聚集（**图3a**），在两肺门发现沿着支气管血管束的异常聚集（**图3b**）。另外，左下颌和两侧泪腺也有异常聚集。

追加血清学检查 从影像观察结果来看，怀疑是IgG4相关性疾病，因此追加进行了血清学检查。血清学检查发现IgG4明显升高，IgE偏高，但抗核抗体呈阴性，未发现胰酶升高（**表2**）。

考虑到胃病变也有可能是IgG4相关性疾病，进行了首次EGD时活检组织的重新评估。

病理组织学所见 从溃疡边缘进行的活检中未发现黏膜上皮有异型，但黏膜固有层有以淋巴细胞和浆细胞为主的炎症细胞浸润（**图4a**）。在黏膜肌层附近发现了围绕腺管的严重纤维化（**图4b**）。通过免疫组织化学染色，黏膜固有层中IgG4阳性的浆细胞增加（**图4c**），与IgG阳性细胞的比例显著上升到55.5%（**图4d**）。从以上情况来看，怀疑是

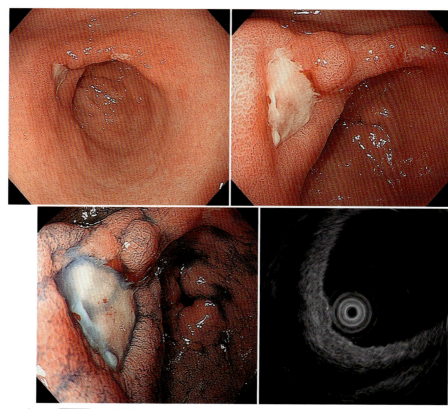

a	b
c	d

图1 EGD所见

a，b 通常的内镜影像。胃窦部小弯前后壁有线状溃疡瘢痕，前壁一侧有开放性溃疡。溃疡边缘平整，周围黏膜发红，呈浮肿状隆起。

c 靛胭脂染色图像。溃疡底部平坦，无凹凸，溃疡边缘无明显的肿瘤性变化。

d EUS像（20MHz）。第2、3层模糊，由于回声的衰减，第3、4层的边界"描绘"不出来。提示UL–Ⅱ～Ⅲ的溃疡。

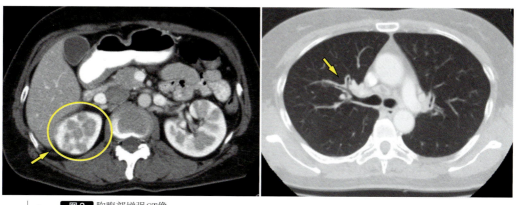

a	b

图2 胸腹部增强CT像

a 两肾多发肿瘤，肾盂壁肥厚（黄圈、黄箭头）。

b 整个肺的支气管血管束高度肥厚（黄箭头）。

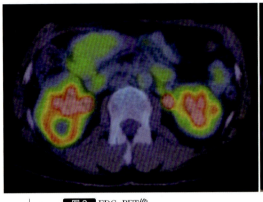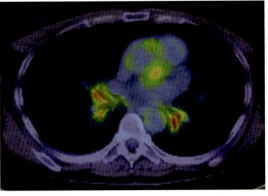

图3 FDG-PET像

a b

a 双肾皮质有大量异常聚集（SUVmax=6.58）。

b 在两肺门，发现支气管血管束异常聚集（SUVmax=5.30）。

表2 追加血清学检查结果

IgG4	743mg/dL
IgG	1638mg/dL
IgA	120mg/dL
IgM	83mg/dL
IgE	658U/L
P-Amy	33U/L
S-Amy	26U/L
抗核抗体	（—）
ACE	10.8U/L

伴随 IgG4 相关性疾病的消化道病变。

临床过程 内镜逆行胆胰管造影（endoscopic retrograde cholangiopancreatography，ERCP） 未发现明显的自身免疫性胰腺炎和硬化性胆管炎，但由于肾脏、支气管、下颌腺、泪腺等多脏器形成病变，开始使用类固醇（泼尼松龙 0.6mg/kg）。

类固醇治疗 2 周后再次检查 EGD（**图5**）显示，胃窦部前壁的溃疡已形成瘢痕，周围黏膜的浮肿状隆起也消失了。对溃疡瘢痕进行的活检病理组织像显示，黏膜固有层有以淋巴细胞、浆细胞为主的轻度慢性炎症细胞浸润，但嗜酸性粒细胞浸润不明显（**图6a**），免疫组织化学染色也几乎未发现 IgG4 阳性细胞（**图6b**），与 IgG 阳性细胞的比例也明显下降（**图6c**）。另外，由于使用类固醇药物，血清 IgG4 值下降，治疗开始前观察到的双眼肿胀也得到了改善。根据以上经过，诊断是伴随 IgG4 相关性疾病的胃溃疡。

讨论

IgG4 相关性疾病（IgG4-RD）是以 2001 年 Hamano 等在自身免疫性胰腺炎病例中发现高 IgG4 血症为契机，由日本学者提出的新的疾病概念。本疾病是一种原因不明的疾病，血液中 IgG4 高值，加上淋巴细胞和 IgG4 阳性浆细胞的显著浸润和纤维化，同时或异时性地出现全身各脏器的肿大和结节、肥厚性病变。已知的患病器官有胰腺、胆管、泪腺、唾液腺、中枢神经系统、甲状腺、肺、肝、消化道、肾脏、前列腺、后腹膜、动脉、淋巴结、皮肤、乳腺等。另外，被诊断为舍格伦综合征、Castleman 病、恶性淋巴瘤、自身免疫性胰腺炎、硬化性胆管炎、后腹膜纤维化、炎症性假肿瘤、慢性颌下腺炎（Küttner 肿瘤）、间质性肾炎、各脏器癌等的病例中，存在以血清 IgG4 高值和 IgG4 阳性浆细胞的组织浸润或肿瘤形成为特征的疾病群，最初被称为 IgG4 相关多脏器淋巴增生综合征〔IgG4+MOLPS（multi-organ lymphoproliferative syndrome）〕，现在统一称为 IgG4 相关性疾病。

IgG4 相关性疾病中的消化道病变极为罕见。

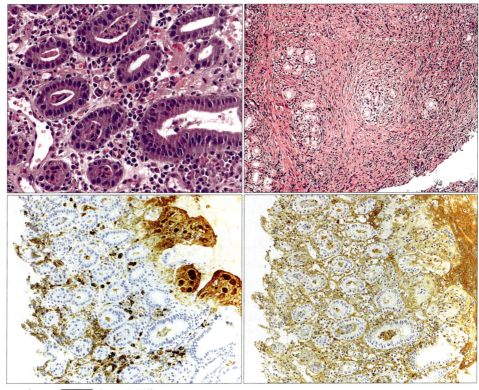

a	b
c	d

图4 病理组织图像

a 黏膜固有层以浆细胞为主体的炎症细胞浸润明显，部分中性粒细胞和嗜酸性粒细胞也随处可见。未发现腺管的破坏影像，提示黏膜固有层主体的炎症。

b 黏膜肌层附近有纤维组织围绕着腺管。

c,d 通过免疫组织化学染色，黏膜固有层的IgG4阳性浆细胞（**c**）增加，IgG阳性细胞（**d**）的比例显著上升到55.5%。

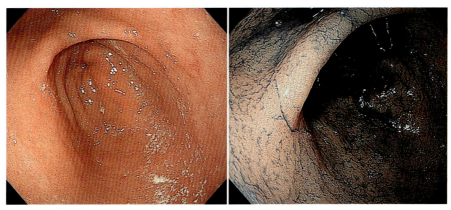

a	b

图5 治疗2周后的EGD图像

a 通常的内镜影像。

b 靛胭脂染色图像。

胃窦前壁的溃疡已形成瘢痕，周围黏膜的浮肿状隆起也消失。

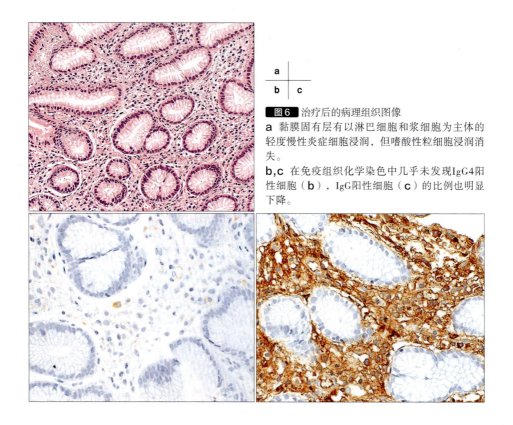

图6 治疗后的病理组织图像
a 黏膜固有层有以淋巴细胞和浆细胞为主体的轻度慢性炎症细胞浸润，但嗜酸性粒细胞浸润消失。
b,c 在免疫组织化学染色中几乎未发现IgG4阳性细胞（b），IgG阳性细胞（c）的比例也明显下降。

发生食道狭窄的病例，大肠发生结节性病变的病例，胃发生结节性病变、壁肥厚、出现溃疡的病例，或溃疡性大肠炎过程中合并 IgG4 相关性疾病以及产生十二指肠壁肥厚的病例等被报告。形成结节性病变或壁肥厚的情况比较多，但在消化道部位发病的报告病例都很少，很难明确描述 IgG4 相关性疾病中消化道病变的图像特征。

笔者经治的这个病例形成了溃疡性病变，而报告例中，在胃中形成溃疡性病变的只有 3 例。Lim 等报告了胃体小弯的广泛线状溃疡，Bateman 等报告了小弯的 3cm 大小的溃疡，Fujita 等报告了胃部多发的溃疡。本病例胃窦呈溃疡和线状溃疡瘢痕，根据前医生的活检结果，最初怀疑是肿瘤性病变。但是，笔者所在医院的 EGD 没有发现上皮性变化，另一方面，内镜检查结果与消化性溃疡无明显差异。关于 IgG4 相关性疾病中胃溃疡性病变的形态学特征，有待于今后的进一步研究。不过，考虑到其他消化道没有溃疡性病变的报告，笔者认为有必要考虑胃中可能出现溃疡性病变。

结语

报告了伴随 IgG4 相关性疾病的 1 例胃溃疡病例。IgG4 相关性疾病有时会合并消化管病变。为了今后的病例积累也有必要积极地进行内镜评估，阐明内镜观察的特征。

参考文献

[1]Hamano H, Kawa S, Horiuchi A, et al. High serum IgG4 concentrations in patients with sclerosing pancreatitis. N Engl J Med 344: 732−738, 2001.

[2]岡崎和一，梅原久範，他．IgG4 関連疾患包括診断基準 2011．日内会誌 101: 795−804, 2012.

[3]Masaki Y, Dong L, Kurose N, et al. Proposal for a new clinical entity, IgG4−positive multiorgan lymphoproliferative syndrome: analysis of 64 cases of IgG4−related disorders. Ann Rheum Dis 68: 1310−1315, 2009.

[4]Umehara H, Okazaki K, Masaki Y, et al. A novel clinical entity, IgG4−related disease（IgG4RD）: general concept and details. Mod Rheumatol 22: 1−14, 2012.

[5]Oh JH, Lee TH, Kim HS et al. Esophageal Involvement of Immunoglobulin G4-Related Disease: A Case Report and Literature Review. Medicine (Baltimore) 94: e2122, 2015.

[6]Matsui H, Watanabe T, Ueno K, et al. Colonic polyposis associated with autoimmune pancreatitis. Pancreas 38: 840–842, 2009.

[7]Ueno K, Watanabe T, Kawata Y, et al. IgG4-related autoimmune pancreatitis involving the colonic mucosa. Eur J Gastroenterol Hepatol 20: 1118–1121, 2008.

[8]Woo CG, Yook JH, Kim AY et al. IgG4-related disease presented as a mural mass in the stomach. J Pathol Transl Med 50: 67–70, 2016.

[9]Lim DY, Cheng LT, Tan DMY, et al. Isolated IgG4-related gastric disease presenting as diffuse gastric wall thickening with ulcer. J Radiol Case Rep 12: 9–20, 2018.

[10]Bateman AC, Sommerlad M, Underwood TJ. Chronic gastric ulceration: A novel manifestation of IgG4-related disease? J Clin Pathol 65: 569–570, 2012.

[11]Fujita T, Ando T, Sakakibara M, et al. Refractory gastric ulcer with abundant IgG4-positive plasma cell infiltration: a case report. World J Gastroenterol 16: 2183–2186, 2010.

[12]Harada A, Torisu T, Sakuma T, et al. A case of duodenal bulb involvement of Immunoglobulin G4 related disease complicated by ulcerative colitis. Dig Liver Dis   50: 515, 2018.

Summary

Gastric Ulcer with IgG4-related Disease, Report of a Case

Yoichiro Nuki[1], Mami Kitazaki,
Atsushi Hirano, Junji Umeno,
Takehiro Torisu, Shinichiro Kawatoko[2],
Yoshifumi Hori, Minako Fujiwara[3],
Takayuki Matsumoto[4], Motohiro Esaki[5]

A 50-year-old female patient was admitted to a referring hospital because of fasting epigastric pain. Esophagogastroduodenoscopy revealed an ulcerating lesion in the gastric antrum. Consequently, the patient was referred to our hospital for further examination because bioptic examination indicated this lesion to be a neoplasm. Although bioptic re-examination failed to confirm any neoplastic changes, thoracoabdominal CT (computed tomography) showed peribronchial thickening and multiple masses in both the kidneys. Furthermore, positron emission tomography-CT showed an abnormal uptake of 18F-fluorodeoxyglucose in the kidneys and bronchi as well as in the lacrimal and submaxillary glands. These findings were consistent with IgG4-related disease ; additional immunology revealed elevated serum IgG4 levels. In addition, histological re-examination of the gastric bioptic specimens revealed increased numbers of IgG4-positive plasma cells in the gastric mucosa and an IgG4/IgG ratio of 55.5%. Therefore, the initial diagnosis of gastric ulcer with IgG4-related disease was eventually confirmed.

[1]Department of Medicine and Clinical Science, Graduate School of Medical Sciences, Kyushu University, Fukuoka, Japan.

[2]Department of Anatomic Pathology, Graduate School of Medical Sciences, Kyushu University, Fukuoka, Japan.

[3]Department of Pathology, National Hospital Organization Kyushu Medical Center, Fukuoka, Japan.

[4]Division of Gastroenterology, Department of Internal Medicine, Iwate Medical University, Morioka, Japan.

[5]Department of Endoscopic Diagnostic and Therapeutics, Saga University Hospital, Saga, Japan.

确认基因异常的 VEO-IBD 病例

石原 润[1]

水落 建辉

柳 忠宏

高木 祐吾

吉冈 慎一郎[2]

光山 庆一

摘要● 未满6岁的极早期发病的炎症性肠道疾病（VEO-IBD）是由单一基因异常引起的疾病，其临床表型之一是IBD，多为单基因遗传性IBD。本次报告的是：①IL-10受体基因的新变异引起婴儿早期IBD，对现有治疗有抵抗性，通过造血干细胞移植缓解诱导的病例；②患有眼皮肤白皮症的婴儿，初步诊断为Crohn病，通过基因分析确定为Hermansky-Pudlak综合征1型，使用英夫利昔单抗有效的病例；③以上2例VEO-IBD的经验。在观察VEO-IBD时，需要鉴别单基因遗传性IBD。

关键词　VEO-IBD（very early onset inflammatory bowel disease）　单基因遗传性 IBD　IL-10/IL-10 受体缺陷　Hermansky-Pudlak 综合征

[1] 久留米大学医学部小儿科　〒830-0011 久留米市旭町 67
Email: mizuochi_tatsuki@kurume-u.ac.jp
[2] 同　消化器内科

前言

　　未满 6 岁的极早期发病的炎症性肠道疾病（very early onset inflammatory bowel disease，VEO-IBD）是由单一基因异常引起的疾病，其临床表现之一是 IBD，多为单基因遗传性 IBD。本次报告的是，在婴儿时期 IBD 发病，并通过基因分析诊断出的 2 例单基因遗传性 IBD 的经验。

病例

［病例 1］

　　患　者：9 个月，男婴。

　　主　诉：腹泻、血便、痔瘘。

　　现病史：出生后 8 ~ 16 天时出现原因不明的发热、毛囊炎、腹泻（1 天 10 次左右），在前医生处住院。2 个月时被指出肝脾肿大，紫癜。

血液检查发现白细胞增多（24,400/μL）、贫血（hb8.7g/dL）、血小板减少（36,000/μL）。骨髓检查没有发现造血干细胞增加，但发现巨核细胞增加，怀疑是青少年骨髓单核细胞性白血病，但没有治疗，病情好转。毛囊炎，持续腹泻，从 6 个月开始出现血便及难治性痔瘘。经前医生的大肠镜检查发现左侧大肠有纵向溃疡，诊断为婴儿 Crohn 病，开始了成分营养、美沙拉秦制剂（柳氮磺胺吡啶，SASP）的治疗。在血液检查中再次发现血小板减少，诊断为免疫性血小板减少性紫癜，开始了免疫球蛋白静注疗法和类固醇治疗。9 个月时腹泻、血便、痔瘘没有改善，被介绍到笔者所在医院住院。

　　围生期史、家族史：无特别记录。

　　住院时体征　身高 67.6cm（-1.6SD），体重 7.5kg（-1.5SD）。面部、颈部、躯干、四肢

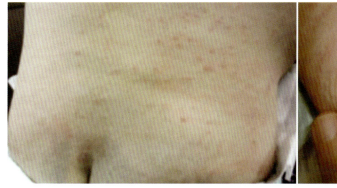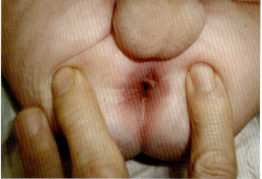

a | b

图1 [病例1]入院时的身体观察（9个月时）
a 躯干的毛囊炎。
b 痔瘘。

有毛囊炎（**图1a**），肛门1点方向有痔瘘（**图1b**）。

住院检查 发现白细胞增多和血小板减少，还有炎症反应上升和低蛋白血症（**表1**）。大肠镜检查发现大肠全域多发不规整的纵向溃疡。回肠末端未发现明显的黏膜病变（**图2**）。

经过 通过大肠内镜检查诊断为大肠型Crohn病，继续进行成分营养、SASP、类固醇治疗。但是，由于症状没有改善，引进了英夫利昔单抗（IFX）。腹泻、血便、痔瘘、毛囊炎慢慢地改善了，但是临床上没有缓解。之后由于IFX的输液反应，从1岁4个月开始改为阿达木单抗（ADA）。改变后不久，血便、

表1 [病例1]住院时的血液检查（9个月时）

WBC	24,400μL	CRP	5.2mg/dL
Neutro	55%	ESR	44mm/hr
Lymph	33%	TP	6.7g/dL
Mono	10%	ALB	3.0g/dL
Hb	11.8g/dL	IgA	157mg/dL
Plt	$5.7 \times 10^4/\mu L$	IgM	257mg/dL
PT	70%	IgG	1,247mg/dL
APTT	34.5sec	铁蛋白	34mg/dL
D-Dimer	1.0μg/mL	IL2R	1,920mg/dL

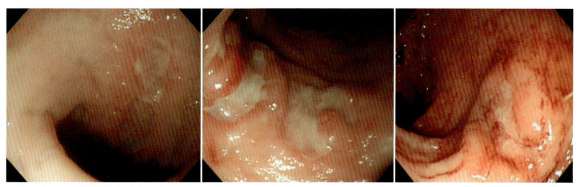

a | b | c

图2 [病例1]住院时的大肠镜像（9个月时）
a 升结肠。
b 横结肠。
c 乙状结肠。

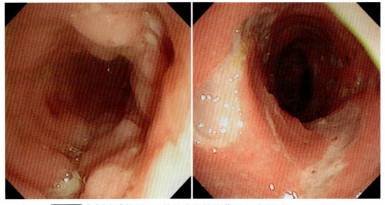

图3 [病例2]使用IFX前的大肠镜影像（11个月时）
a 升结肠。
b 横结肠。

腹泻、毛囊炎再次复发。根据婴儿早期发病的难治性IBD、毛囊炎、肛门病变（痔瘘）的临床观察，怀疑是IL-10/IL-10受体缺陷病。通过IL-10受体基因（IL10RA）分析，在同型合子中发现了exon 4的3'末端碱基的新变异（c.537G ＞ A，p.T179T），通过RT-PCR（reverse transcription polymerase chain reaction）确认了exon 4的异常剪接。另外，通过对淋巴细胞的功能分析，也确认了IL-10刺激引起的STAT3的磷酸化障碍。

根据以上结果，得出了IL-10受体缺陷病的确定诊断。由于对包括生物制剂在内的现有治疗有抵抗性，在1岁9个月时，使用非血缘捐赠者的脐带血，进行了造血干细胞移植（hematopoietic stem cell transplantation，HSCT）。HSCT后2个月开始维持缓解，大肠黏膜也恢复正常。

讨论

IL-10作为抗炎性细胞因子，在维持肠道免疫的正常性方面发挥重要作用。具有IL-10/IL-10受体基因病变的患者，在出生后几个月内会呈现难治性IBD、肛门病变及毛囊炎。有报告称，在未满5岁发病的IBD中，IL-10/IL-10受体缺陷病占24.2%（16/66例），全部在出生后3个月内早期发病。本病例也和之前的报告一样，呈现婴儿早期发病的难治性IBD、肛门病变、毛囊炎。据报告，对包括生物制剂在内的现有治疗具有抵抗性，HSCT对缓解诱导有效果。为了早期诊断并进行HSCT，在遇到婴幼儿早期发病的难治性IBD时，有必要鉴别是否是IL-10/IL-10受体缺陷病。

[病例2]

患　者：1岁1个月，男婴。

主　诉：腹泻、血便、体重增加不良。

现病史：出生后，有白色的皮肤、头发、眉毛、睫毛，灰色虹膜，水平性眼震，诊断为眼皮肤白化病。从6个月开始伴随体重减少出现了多次腹泻和发热。11个月时在前医生处住院，实施大肠镜检查发现，大肠全域有多处阿弗他溃疡样和不规整的纵向溃疡。回肠末端未发现明显的黏膜病变（图3）。被诊断为婴儿Crohn病，开始成分营养、SASP、类固醇治疗，但症状没有改善，1岁1个月时被介绍到笔者所在医院住院。

围生期、家族史：无特别记录。

住院时体征　身高68.3cm（-2.8SD），体重6.7kg（-2.7SD）。可见白色的皮肤、头发、眉毛、睫毛，灰色虹膜，水平性眼震。未发现皮疹。

住院检查　血液检查发现炎症反应上升和低蛋白血症（表2）。另外，电子显微镜发现血小板浓染颗粒的缺损。

经过 入院第 8 天开始使用 IFX，迅速改善了腹泻和血便，临床上得到缓解。类固醇逐渐减少停止，继续进行成分营养、SASP 治疗，住院 33 天后出院。此后，停止了成分营养和 SASP，仅以 8 周为间隔使用 IFX，得以继续维持缓解。另外，在 1 岁 10 个月时的大肠内镜检查中，确认了大肠病变明显改善（**图4**）。由于是合并眼皮肤白皮症的 IBD，怀疑是 Hermansky–Pudlak 综合征（Hermansky–Pudlak syndrome，HPS），进行了原发性免疫缺陷症的基因组套检测解析。在 *HPS1* 基因中识别出复合异型合子（c.398 + 5G > A/c.1323dupA），成为 HPS1 型的确定诊断。

讨论

IBD 与很多基因异常、多态性有关。特别是 VEO-IBD 中，可能潜藏着像本病例一样的单基因遗传性 IBD。HPS 是一种常染色体隐性的遗传性疾病，其主要特征为：①眼皮肤白化病；②血小板浓染颗粒缺损引起的出血倾向；③组织局部网状内皮细胞中蜡样物质的沉积。迄今为止，HPS 有 1 ~ 10 的遗传亚型被报告。HPS-1、HPS-2、HPS-6 合并 IBD，概率最高的是 HPS-1。大部分情况下，IBD 在青年期到成年期发病。合并 HPS 的 IBD 显示大肠型

表2	[病例2]笔者所在医院入院时的血液检查		
WBC	9300μL	ESR	71mm/hr
Neutro	29%	BUN	9.9mg/dL
Lymph	58%	Cr	0.23mg/dL
Mono	13%	Na	139mEq/L
Hb	11.5g/dL	K	3.9mEq/L
Plt	$24.2 \times 10^4/\mu L$	Cl	104mEq/L
TP	6.3g/dL	PT	13.1sec
ALB	2.5g/dL	APTT	34.2sec
CRP	4.0mg/dL	出血时间	2.3min

Crohn 病样，虽然难治，但随处可见免疫调节药和生物制剂有效的病例。本病例在检索范围内是世界上最年轻的 IBD 发病的 HPS-1，使用 IFX 有效。

结语

这次经治了合并 VEO-IBD、IL-10 受体缺陷病和 HPS-1 的 2 例。在观察 VEO-IBD 时，需要鉴别单基因遗传性 IBD。

致谢
关于这次的 2 个病例，对患者和其父母的研究合作表示深深的谢意。另外，在诊断和治疗方面向以下的医生们表示深深的谢意（敬称略）。诊断和治疗全体：久留米大学 医学部小儿科 坂口广高、江田庆辅、小西健一郎。

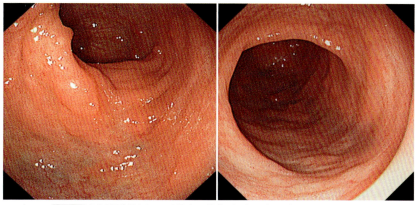

a | b **图4** [**病例2**]使用 IFX 后的大肠镜像（1 岁 10 个月时）
a 升结肠。
b 横结肠。

IL-10受体缺陷病的基因分析：久留米大学医学部医学化学讲座 山本健。IL-10受体缺陷病的功能分析：久留米大学医学部免疫学讲座 沟口充志。Harvard Medical School DrorS. Shouval・Scott B. Snapper。IL-10受体缺陷病的HSCT治疗：九州大学医学部小儿科 石村匡崇，高田英俊。HPS-1的诊断和治疗：JCHO九州医院小儿科 城尾正彦，高桥保彦。HPS-1的基因分析：东北大学医学部小儿科内田崇，笹原洋二。

参考文献

[1]Yanagi T, Mizuochi T, Takaki Y, et al. Novel exonic mutation inducing aberrant splicing in the IL10RA gene and resulting in infantile-onset inflammatory bowel disease: a case report. BMC Gastroenterol 16: 10, 2016.

[2]Shouval DS, Biswas A, Goettel JA, et al. Interleukin-10 receptor signaling in innate immune cells regulates mucosal immune tolerance and anti-inflammatory macrophage function. Immunity 40: 706-719, 2014.

[3]Glocker EO, Kotlarz D, Boztug K, et al. Inflammatory bowel disease and mutations affecting the interleukin-10 receptor. N Engl J Med 361: 2033-2045, 2009.

[4]Kotlarz D, Beier R, Murugan D, et al. Loss of interleukin-10 signaling and infantile inflammatory bowel disease: implications for diagnosis and therapy. Gastroenterology 143: 347-355, 2012.

[5]Engelhardt KR, Shah N, Faizura-Yeop I, et al. Clinical outcome in IL-10- and IL-10 receptor-deficient patients with or without hematopoietic stem cell transplantation. J Allergy Clin immunol 131: 825-830, 2013.

[6]Suzuki T, Sasahara Y, Kikuchi A, et al. Targeted sequencing and immunological analysis reveal the involvement of primary immunodeficiency genes in pediatric IBD: a Japanese multicenter study. J Clin Immunol 37: 67-79, 2017.

[7]Ishihara J, Mizuochi T, Uchida T, et al. Infantile-onset inflammatory bowel disease in a patient with Hermansky-Pudlak syndrome: a case report. BMC Gastroenterol 19: 9, 2019.

[8]Seward SL Jr, Gahl WA. Hermansky-Pudlak syndrome: health care throughout life. Pediatrics 132: 153-160, 2013.

[9]Ammann S, Schulz A, Krägeloh-Mann I, et al. Mutations in AP3D1 associated with immunodeficiency and seizures define a new type of Hermansky-Pudlak syndrome. Blood 127: 997-1006, 2016.

[10]Hussain N, Quezado M, Huizing M, et al. Intestinal disease in Hermansky-Pudlak syndrome: occurrence of colitis and relation to genotype. Clin Gastroenterol Hepatol 4: 73-80, 2006.

Summary

Very Early Onset Monogenic Inflammatory Bowel Disease, Report of Two Cases

Jun Ishihara[1], Tatsuki Mizuochi, Tadahiro Yanagi, Yugo Takaki, Shinichiro Yoshioka[2], Keiichi Mitsuyama

Several studies have reported on monogenic IBD（inflammatory bowel disease）in patients aged <6 years. Here, we present two cases of monogenic IBD:（1）a patient with interleukin-10 receptor deficiency who developed IBD during infancy and achieved remission with hematopoietic stem cell transplantation and（2）another patient with Hermansky-Pudlak syndrome type 1 who developed IBD during infancy and achieved remission with infliximab therapy. Physicians should consider monogenic IBD while treating pediatric patients with IBD aged <6 years.

[1]Department of Pediatrics and Child Health, Kurume University School of Medicine, Kurume, Japan.

[2]Division of Gastroenterology Department of Medicine, Kurume University School of Medicine, Kurume, Japan.

免疫检查点抑制剂相关肠炎的 1 例

梁井 俊一[1]

中村 昌太郎

川崎 启祐

赤坂 理三郎

鸟谷 洋右

大泉 智史

久米井 智

平井 南

山田 峻

菅井 恭平

石田 和之[2]

大西 正纯[3]

菅井 有[2]

松本 主之[1]

摘要● 患者40多岁，女性。对临床病期Ⅳ的右侧脉络膜恶性黑色素瘤使用了抗PD-1抗体纳武单抗，但由于发现多发肺转移，改用抗CTLA-4抗体易普利姆玛治疗后出现了腹泻。在大肠镜检查中发现终回肠及回盲瓣的发红和从升结肠延伸到直肠的白斑。活检显示，隐窝上皮有明显的凋亡。各项检查结果显示，感染呈阴性，因此诊断为与免疫检查点抑制剂相关的肠炎。进行类固醇治疗，症状迅速得到改善，但随后并发了被认为与兰索拉唑有关的胶原性结肠炎。

关键词　免疫检查点抑制剂　纳武单抗　易普利姆玛　免疫相关不良反应（irAE）

[1] 岩手医科大学内科学講座消化器内科消化管分野
　〒 028-3695 岩手県紫波郡矢巾町医大通 2 丁目 1-1
　E-mail : syanai@iwate-med.ac.jp
[2] 同　病理診断学講座
[3] 同　皮膚科学講座

前言

近年来，作为癌症治疗的新药，免疫检查点抑制剂（immune checkpoint inhibitor，ICI）的高度有效性备受关注。临床研究表明，针对细胞程序性死亡受体 -1（programmed cell death protein 1，PD-1）的抗体纳武单抗和抗CTLA-4 抗体易普利姆玛联合使用，序贯疗法的临床效果比单剂治疗好。同时，也有报告指出，这两种联合使用或序贯疗法有可能增加免疫相关不良反应（immune- related adverse event，irAE）的发生率。消化道是 irAE 的好发部位，其中溃疡性结肠炎（ulcerative colitis，UC）样的大肠炎受到关注。此次，笔者就从纳武单抗到易普利姆玛的序贯疗法后发生肠炎的病例进行报告。

病例

患　者：40多岁，女性。

主　诉：腹泻。

既往史：无特别记录。

生活史：无吸烟史，无饮酒史。

家族史：父亲患有胰腺癌。无炎症性肠道疾病的家族史。

现病史：X 年被诊断为右脉络膜恶性黑色素瘤，接受了重粒子放疗。（X+4）年胰腺转移，接受了腹腔镜下胰腺尾部切除术。之后在笔者所在医院皮肤科住院，从（X+5）年 4 月

表1 住院时血液、生化检查结果

生化学		血液学	
TP	7.3g/dL	WBC	5,040/μL
ALB	3.7g/dL	RBC	$446 \times 10^4/\mu$L
BUN	7.7mg/dL	Hb	13.1g/dL
Cre	0.62mg/dL	Ht	37.8%
LDH	110U/L	Plt	$34.7 \times 10^4/\mu$L
AST	14U/L		
ALT	29U/L	血清学	
ALP	246U/L	CRP	1.8mg/dL
γ-GTP	18U/L	QTF	阴性
Na	138mEq/L	C7-HRP	阴性
K	3.3mEq/L		
Cl	102mEq/L		

开始每隔 1 周使用纳武单抗 220mg 进行治疗。但是，在第 5 次使用纳武单抗后的 CT 中发现多发肺转移灶，因此改为每隔 1 周使用易普利姆玛 220mg。在纳武单抗治疗过程中，完全没有消化道症状，但在第 1 次使用易普利姆玛 2 周后出现腹泻，被介绍到笔者所在科室就诊。

体　征： 身高 167cm，体重 71.7kg，体温 36.4 ℃。意识清楚，血压 125/77mmHg，脉搏 92 次 /min。眼睑结膜无贫血。腹部平坦柔软，无压痛。

血液、生化检查结果（表1） 可见轻度低白蛋白血症，低钾血症，伴随着 C- 反应蛋白（C-reactive protein,CRP）的上升。末梢白细胞数和分化正常，也没有贫血。巨细胞病毒抗原血症（C7-HRP）呈阴性。

粪便培养检查 没有明显的病原体，艰难梭菌毒素也呈阴性。

腹部 CT 所见 升结肠可见轻度肠壁肥厚。

全大肠内镜所见：在末端回肠中发现了地图状的发红面并附着白苔（**图1a**）。同样，回盲瓣以上唇为中心发红肿大，附着白点（**图1b**）。另外，从升结肠到直肠散布有白斑，周

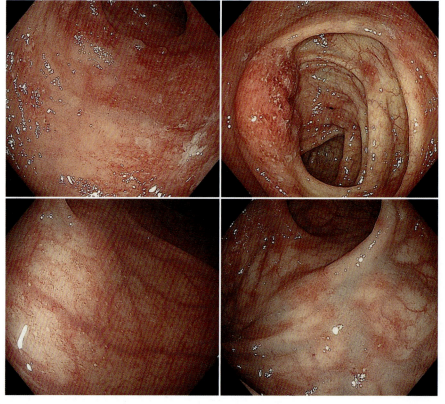

a	b
c	d

图1 类固醇治疗前的大肠内镜像。末端回肠发红，发现附着白苔，回盲瓣以上唇为中心发红肿大并附着白点，从升结肠到直肠发现白斑
a：回肠；**b**：升结肠；
c：横结肠；**d**：直肠。

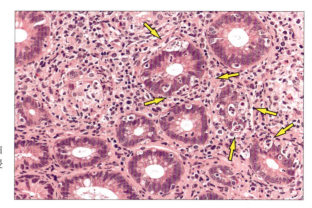

图2 类固醇治疗前的活检病理组织像。从横结肠白斑中提取的活检组织中，可见弥漫性的高度炎症细胞浸润，隐窝上皮内有大量的凋亡小体（黄箭头）

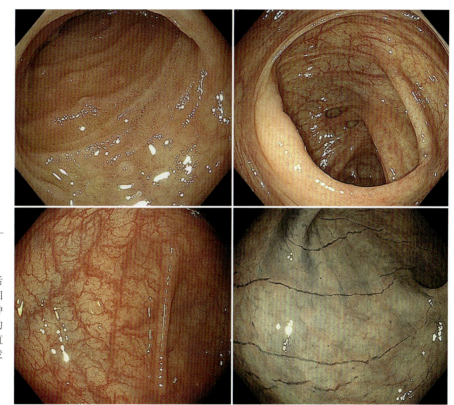

a	b
c	d

图3 类固醇治疗后的大肠内镜像。末端回肠发红、回盲瓣膜肿大、从升结肠到直肠的白斑得到改善，但在直肠发现猫抓样的多发的纵行沟（黏膜病变）
a：回肠；b：升结肠；
c：横结肠；d：直肠。

围还伴有轻微的红晕（**图1c、d**）。

　病理组织学所见（图2）　从横结肠白斑中提取的活检组织中，可见弥漫性的高度炎症细胞浸润，观察到隐窝上皮内有大量的凋亡小体。

　经过　根据以上经过，诊断为由 ICI 引起的 irAE 肠炎（以下简称 ICI 相关肠炎）。停止使用易普利姆玛，口服泼尼松龙（PSL）30mg/d，症状迅速好转。不过，在使用 PSL 的同时，

也开始使用兰索拉唑。类固醇治疗 14 周后再次出现腹泻，考虑到 ICI 相关肠炎复发的可能性，实施了大肠内镜检查，结果发现，末端回肠发红、回盲瓣膜肿大、从升结肠到直肠的白斑得到改善（**图3a ～ c**），但在直肠发现了猫抓样的多发的纵行沟（黏膜病变）（**图3d**）。从该部位采集的活检组织中，黏膜上皮下可见胶原纤维（collagen band）的肥厚（30μm）

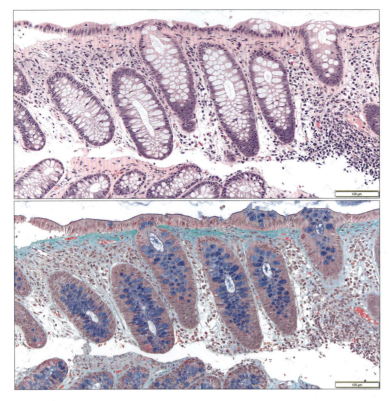

a ┐
b ┘

图 4 直肠的活检病理组织像。从直肠的猫抓样黏膜上采集的活检组织中，黏膜上皮下可见胶原纤维的肥厚

a HE染色。

b 马森三重染色。

（**图 4**），诊断为胶原性大肠炎（collagenous colitis，CC）。停止服用兰索拉唑后，腹泻迅速好转。肺转移灶没有增大，患者在 2019 年 6 月（初次治疗后 14 个月）还在生存中。

讨论

ICI 作为癌症治疗的新药剂受到关注。抗 PD-1 抗体纳武单抗和抗 CTLA-4 抗体易普利姆玛均对进展期恶性黑色素瘤和进展期肾细胞癌具有适应证。其中，纳武单抗对无法切除的恶性黑色素瘤的生命预后改善效果显著。另外，最近也有研究表明，纳武单抗和易普利姆玛的联合使用可以改善恶性黑色素瘤的预后。另一方面，作为序贯疗法，从纳武单抗到易普利姆玛，以及从易普利姆玛到纳武单抗的序贯疗法的效果也得到了验证，前者比后者获得了更好的生命预后。由此可见，今后不仅可以使用 ICI 单剂治疗，还可能广泛使用联合或序贯疗法。另一方面，联合使用、序贯疗法引起的 irAE 的发生率上升也是现状（**表 2**）。作为 ICI 消化道的 irAE，已知有高频度的腹泻和大肠炎。由纳武单抗引起的 ICI 相关肠炎的报告例中，大部分在局部呈现与 UC 类似的血管透见消失和颗粒状黏膜，作为治疗方法，使用了 5- 氨基水杨酸（5-ASA）制剂、类固醇和英夫利昔单抗。同样，使用易普利姆玛单剂也会出现 UC 样黏膜病变，但在日本因易普利姆玛引起的 ICI 相关肠炎比较少。

有研究表明，易普利姆玛在剂量依赖性上具有抗肿瘤效果，同时，高剂量下 irAE 的概率增高，腹泻和大肠炎的发生率也上升。另外，在欧美，高剂量易普利姆玛的剂量设定为 10mg/kg。与此相对，日本的易普利姆玛的剂量为 1 ~ 3mg/kg。由此可见，与欧美相比，日本易普利姆玛的用量较少，这可能是日本国内易普利姆玛相关大肠炎较少的主要原因。另一方面，最近也有报告指出，肠道细菌和 ICI 的效果，以及 irAE 的发病有关联。不仅仅是剂量，

表2 根据ICI治疗的不同，腹泻、大肠炎的概率

	所有级别结肠炎	结肠炎 Grade 3~4**	腹泻 Grade 3~4**
抗PD-1抗体/抗PD-L1抗体*	1.3%	0.9%	1.2%
伊匹单抗（易普利姆玛）	9.1%	6.8%	7.9%
伊匹单抗（易普利姆玛）+纳武单抗	13.6%	9.4%	9.2%

*：包含派姆单抗、阿特珠单抗。**：CTCAE引起的副作用严重程度。
〔根据"Wang DY, et al. Incidence of immune checkpoint inhibitor–related colitis in solid tumor patients：a systematic review and meta–analysis. Oncoimmunology 6：e1344805, 2017"制作〕

表3 日本纳武单抗和易普利姆玛相关肠炎报告例的总结

病例	性别	年龄	基础疾病	药物	内镜图像	病理组织成像	文献
1	男性	82	非小细胞肺癌	Nivo	溃疡性大肠炎样	炎症细胞浸润、隐窝脓肿	5
2	男性	51	恶性黑色素瘤	Nivo	溃疡性大肠炎样	炎症细胞浸润、隐窝脓肿、细胞凋亡	6
3	男性	73	非小细胞肺癌	Nivo	溃疡性大肠炎样	炎症细胞浸润、隐窝脓肿	7
4	男性	78	肺腺癌	Nivo	溃疡性大肠炎样	炎症细胞浸润、隐窝脓肿、隐窝炎	7
5	男性	49	肺腺癌	Nivo	溃疡性大肠炎样	炎症细胞浸润	7
6	男性	57	膀胱癌	Nivo	溃疡性大肠炎样	炎症细胞浸润、细胞凋亡	8
7	女性	73	恶性黑色素瘤	Ipi	溃疡性大肠炎样、溃疡	炎症细胞浸润、隐窝脓肿、隐窝炎	9
8	女性	69	恶性黑色素瘤	Ipi	不成形溃疡	无记载	9
9	女性	77	恶性黑色素瘤	Nivo→Ipi	溃疡性大肠炎样、溃疡	炎症细胞浸润、隐窝脓肿	13
自己体验病例	女性	48	恶性黑色素瘤	Nivo→Ipi	发红、白斑	炎症细胞浸润、细胞凋亡	

Nivo：纳武单抗。Ipi：易普利姆玛。

人种和肠内环境的差异也可能与易普利姆玛引起的 ICI 相关大肠炎的风险和发病率有关。

有趣的是，包括自己经治的这个病例在内，日本的易普利姆玛相关大肠炎几乎都是在从纳武单抗改为易普利姆玛后发病的。其中，Saijo 等的报告显示，从纳武单抗换成易普利姆玛的 7 例中有 3 例在使用易普利姆玛 3~4 次后发生了 ICI 相关的大肠炎。同样，Weber 等的报告也显示，从易普利姆玛转换到纳武单抗的例子中，大肠炎的出现率为 9%，而与之相对，从纳武单抗转换到易普利姆玛的例子中，大肠炎的出现率高达 17%。从以上事实来看，从纳武单抗换成易普利姆玛后应注意 irAE 肠炎的发病。不过，变更为易普利姆玛后 irAE 风险上升的原因完全不明。CTLA-4 对肠道淋巴细胞的免疫抑制作用比 PD-1、PD-L1 系统更显著，可能是由于 CTLA-4 的抑制引起了过度的免疫反应。

表3 总结了日本纳武单抗和易普利姆玛引起的 ICI 相关大肠炎的内镜表现和病理组织学表现报告。由纳武单抗引起的大肠炎的内镜表现，与 UC 类似的血管透见消失和颗粒状黏膜较多。与此相对，使用易普利姆玛的例子中有不成形溃疡和像本例一样保持血管通透但发现白斑的例子。由此可见，易普利姆玛和纳武单抗在大肠病变的性状上可能存在差异。另一方面，从病理组织学上看，纳武单抗和易普利姆玛的药物均在肠道黏膜上发现了炎症细胞浸润、隐窝脓肿、隐窝炎和细胞凋亡，没有表现出明显的组织图像差异。

在本病例中，由于类固醇治疗的早期介入，ICI 相关的大肠炎迅速得到了改善。然而，在注射 PSL 后并发了 CC。在日本，兰索拉唑作为 CC 的原因药剂众所周知，但是最近也有抗 PD-1 抗体引起 CC 的报告。在本例中，在开始使用 PSL 的同时使用了兰索拉唑，而且在兰索拉唑停药后症状有所改善，因此认为该药物可能是引起 CC 的原因。CC 诊断时 ICI 相关大肠炎的表现消失，确认了前者的典型内镜表现。

结语

经治了 1 例从纳武单抗换成易普利姆玛后，发生了 ICI 相关的大肠炎，并且在治疗该大肠炎的过程中，由兰索拉唑引起 CC 发病的病例。

参考文献

[1]Wolchok JD, Chiarion-Sileni V, Gonzalez R, et al. Overall survival with combined nivolumab and ipilimumab in advanced melanoma. N Engl J Med 377: 1345-1356, 2017.

[2]Weber JS, Gibney G, Sullivan RJ, et al. Sequential administration of nivolumab and ipilimumab with a planned switch in patients with advanced melanoma（CheckMate 064）: an open-label, randomised, phase 2 trial. Lancet Oncol 17: 943-955, 2016.

[3]Wang DY, Ye F, Zhao S, et al. Incidence of immune checkpoint inhibitor-related colitis in solid tumor patients: a systematic review and meta-analysis. Oncoimmunology 6: e1344805, 2017.

[4]Robert C, Long GV, Brady B, et al. Nivolumab in previously untreated melanoma without BRAF mutation. N Engl J Med 372: 320-330, 2015.

[5]Kubo K, Kato M, Mabe K. Nivolumab-associated colitis mimicking ulcerative colitis. Clin Gastroenterol Hepatol 15: A35-A36, 2017.

[6]Yanai S, Nakamura S, Matsumoto T. Nivolumab-induced colitis treated by infliximab. Clin Gastroenterol Hepatol 15: e80-81, 2017.

[7]Yamauchi R, Araki T, Mitsuyama K, et al. The characteristics of nivolumab-induced colitis: an evaluation of three cases and a literature review. BMC Gastroenterol 18: 135, 2018.

[8]Kikuchi H, Sakuraba H, Akemoto Y, et al. A case of nivolumab-associated colitis, which relapsed after mucosal healing and was then successfully treated with mesalazine. Immunol Med 42: 39-44, 2019.

[9]Satoh T, Ohno K, Kurokami T. Endoscopic findings of ipilimumab-induced colitis. Dig Endosc 29: 388-389, 2017.

[10]Ascierto PA, Del Vecchio M, Robert C, et al. Ipilimumab 10mg/kg versus ipilimumab 3mg/kg in patients with unresectable or metastatic melanoma: a randomized, double-blind, multicentre, phase 3 trial. Lancet Oncol 18: 611-622, 2017.

[11]Soularue E, Lepage P, Colombel JF, et al. Enterocolitis due to immune checkpoint inhibitor: a systematic review. Gut 67: 2056-2067, 2018.

[12]Saijo K, Imai H, Ouchi K, et al. Therapeutic benefits of ipilimumab among Japanese patients with nivolumab-refractory mucosal melanoma: a case series study. Tohoku J Exp Med 248: 37-43, 2019.

[13]Fukumoto T, Fujiwara S, Tajima S, et al. Infliximab for severe colitis associated with nivolumab followed by ipilimumab. J Dermatol 45: e1-2, 2018.

[14]Umeno J, Matsumoto T, Nakamura S, et al. Linear mucosal defect may be characteristic of lansoprazole-associated collagenous colitis. Gastrointest Endosc 67: 1185-1191, 2008.

[15]Baroudjian B, Lourenco N, Pagès C, et al. Anti-PD1-induced collagenous colitis in a melanoma patient. Melanoma Res 26: 308-311, 2016.

Summary

Immune Checkpoint Inhibitor-induced Colitis

Shunichi Yanai[1], Shotaro Nakamura, Keisuke Kawasaki, Risaburo Akasaka, Yosuke Toya, Tomofumi Oizumi, Tomo Kumei, Minami Hirai, Shun Yamada, Kyohei Sugai, Kazuyuki Ishida[2], Masazumi Onishi[3], Tamotsu Sugai[2], Takayuki Matsumoto[1]

A 48-year-old woman was treated with nivolumab for advanced malignant melanoma. The medication was switched to ipilimumab because of progressive disease. The patient was admitted to our hospital with the complaints of diarrhea. Colonoscopy revealed erythematous mucosa in the terminal ileum and white spots in the region between the ascending colon and the rectum. The examination of biopsy specimens obtained from the colon revealed dense inflammatory infiltrates, including lymphocytes, neutrophils, and apoptotic bodies. CD toxin and stool culture test results were negative. Thus, a diagnosis of immune checkpoint inhibitor-induced colitis, an immune-related adverse effect, was established. Prednisolone（30mg/d）administration resulted in immediate alleviation of the patient's symptoms. However, she developed collagenous colitis that was presumed to be associated with lansoprazole.

[1]Division of Gastroenterology, Department of Internal Medicine, Iwate Medical University, Morioka, Japan.

[2]Department of Molecular Diagnostic Pathology, Iwate Medical University, Morioka, Japan.

[3]Department of Dermatology, Iwate Medical University, Morioka, Japan.

早期胃癌研讨会病例

胃内镜切除局部性肥厚性胃炎 1 例

岩上 裕吉[1]　　上堂 文也　　中川 健太郎

大森 正康　　松野 健司　　井上 俊太郎

中平 博子　　岩坪 太郎　　松浦 伦子

七条 智圣　　前川 聪　　　金坂 卓

竹内 洋司　　东野 晃治　　石原 立

北村 昌纪[2]

早期胃癌研究会病例（2018 年 9 月）

[1] 大阪国际がんセンター消化管内科

　〒 541-8567 大阪市中央区大手前 3 丁目 1-69

[2] 同　病理・细胞诊断科

摘要● 患者 40 多岁，男性。胃下部前壁有 40mm 大的隆起性病变。轮廓清晰，表面呈脑回状。在 NBI 联合放大内镜检查中，病变部与周围黏膜之间没有明显的界线，表面微结构和微血管未发现不平整。虽然怀疑是非肿瘤性病变，但由于病变为 40mm 大，轮廓清晰，不能完全否定肿瘤，所以实施了 ESD。病变由成熟的腺窝上皮和胃底腺组成，比周围黏膜厚 2.6 ~ 2.7 倍，腺窝上皮和胃底腺的厚度（长度）之比与周围黏膜相同，约为 1∶3，因此诊断为局部性肥厚性胃炎。肥厚性胃炎是皱襞弥漫性巨大肥厚的病变，但也有罕见的局灶性。

关键词　局部性肥厚性胃炎　Ménétrier 病　巨大皱襞症　内镜切除　ESD

前言

肥厚性胃炎（巨大皱襞症）多被观察为黏膜皱襞巨大肥厚的弥漫型病变，但该病变也有罕见的局灶性。这次笔者等因为经治了局部性肥厚性胃炎，所以在文献考察的基础上进行报告。

病例

患　者：40 多岁，男性。

主　诉：无。

既往史、家族史：无特别需要记录的事项。

现病史：以检查为目的实施的上消化道内镜检查中指出胃体下部前壁有病变，被介绍到笔者所在科室。

住院时体征：意识清晰。身高 172cm，体重 65kg。脉搏 75 次 /min。血压 132/86mmHg。体温 37.0℃。无其他需要特别记录的事项。

入院时血液检查结果（表 1）　抗幽门螺旋杆菌（*Helicobacter pylori*，*H.pylori*）抗体阳性。无其他需要特别说明的事项。

普通内镜所见　内镜可见背景黏膜有 C-2 程度的萎缩。胃体下部前壁的非萎缩区域发现 40mm 大的隆起性病变。病变的轮廓清晰，表

表1 住院时血液检查

WBC	$56 \times 10^2/\mu L$	T-Bil	1.2mg/dL
RBC	$491 \times 10^4/\mu L$	T-Chol	198mg/dL
Hb	15.2g/dL	CRE	0.79mg/dL
Ht	45.2%	BUN	17mg/dL
PLT	$28.7 \times 10^4/\mu L$	Na	142mEq/L
TP	6.8g/dL	K	3.9mEq/L
ALB	4.3g/dL	Cl	106mEq/L
ALP	153U/L	CRP	0.07mg/dL
AST	19U/L	CEA	1.3ng/mL
ALT	18U/L	CA19-9	<2U/mL
LDH	164U/L	抗 H. pylori 抗体	28U/mL
γ-GTP	40U/L		

面呈分叶状、脑回状（**图1**）。

靛胭脂染色像 表面的脑回状沟变得更加清晰（**图2**）。

窄带成像（narrow band imaging，NBI）联合放大内镜所见 与背景黏膜之间未发现分界线（**图3a**）。另外，表面微结构（microsurface pattern）及微血管结构（microvessel pattern）未见不平整（**图3b、c**）。

活检病理诊断 慢性胃炎，Group 1.

经过 虽然认为非肿瘤性病变的可能性较高，但由于病变是40mm大的局灶性病变，所以不能完全排除肿瘤性病变，作为诊断性治疗，实施了内镜黏膜下剥离术（endoscopic submucosal dissection，ESD）。使用IT knife2进行ESD，没有固有肌层损伤，全部切除（**图4**）。

病理组织学所见 病变存在于没有萎缩性变化的胃底腺区，与周围胃底腺连续，没有明确的边界（**图5a、b**）。病变由成熟的腺窝上皮（**图5c**）和胃底腺（壁细胞、副细胞、主细胞）（**图5d**）构成。另外，病变部位及周围黏膜的厚度分别为1750 ~ 2000μm（**图5e**）和700 ~ 750μm（**图5f**），病变部位厚2.6 ~ 2.7倍。但是，病变部位的腺窝上皮与

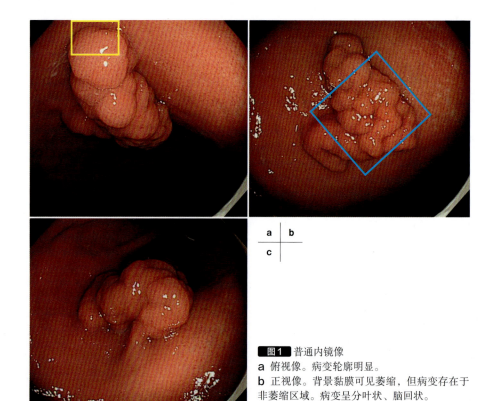

图1 普通内镜像
a 俯视像。病变轮廓明显。
b 正视像。背景黏膜可见萎缩，但病变存在于非萎缩区域。病变呈分叶状、脑回状。
c 仰视像。病变轮廓明显。

胃底腺的厚度（长度）之比约为1：3，与周围黏膜相同。浸润在病变部位的炎症细胞以淋巴细胞和浆细胞为主，局限在黏膜表层附近的固有层。另外，在切片8中，黏膜肌层呈树枝状增生（**图5g**）。根据以上的病理组织学观察，认为是肥厚性胃炎，由于病变局限于胃体前壁，因此诊断为局部性肥厚性胃炎。

讨论

1.疾病概念

　　1888年，Ménétrier首次以"polyadenomesen nappe"的名称报告了胃腺体增生引起的胃黏膜广泛的良性巨大皱襞。佐野认为巨大皱襞症是胃体部腺黏膜单纯肥大的病变，与Schindler的肥厚性腺性胃炎（hypertrophic glandular gastritis）相当。多贺须等也支持佐野的报告，认为巨大皱襞症在腺底部原本的胃底腺残留的情况下引起腺性肥厚。另外，磨伊等在胃

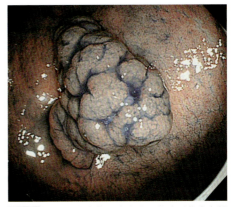

图2 靛胭脂染色像。病变表面的脑回状沟变得更加清晰

切除标本的研究中，几乎所有的病例在病理组织学上都显示出腺窝上皮和固有胃腺保持原来比例的情况下增生的腺性肥厚性胃炎，因此认为大部分巨大皱襞症是胃底腺黏膜的腺性肥厚的病变。

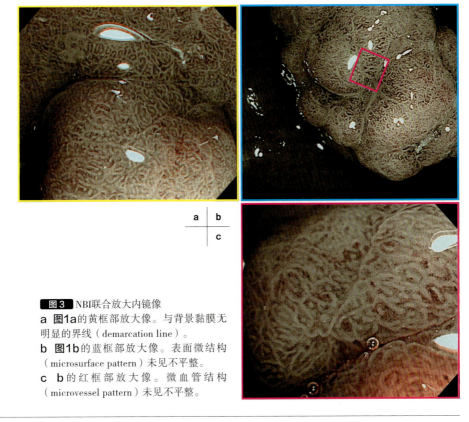

a	b
	c

图3 NBI联合放大内镜像
a 图1a的黄框部放大像。与背景黏膜无明显的界线（demarcation line）。
b 图1b的蓝框部放大像。表面微结构（microsurface pattern）未见不整。
c b的红框部放大像。微血管结构（microvessel pattern）未见不整。

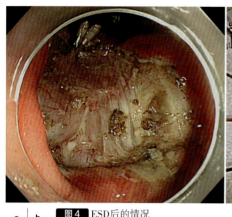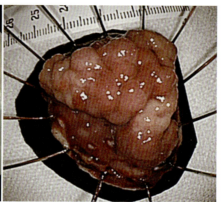

a | b
图4 ESD后的情况
a ESD后的溃疡。
b ESD后的切除标本。

巨大皱襞症也被称为肥厚性胃炎，佐野将肥厚性胃炎以肉眼形态分为原发型和继发型，并将原发型分为弥漫型和局部型。继发型伴随弥漫性胃癌、良性溃疡等。另外，肥厚性胃炎是由黏膜或黏膜下层深处的病理组织学变化引起的，渡边等将其成因分为4类：①胃腺肥大或过度增生而引起的弥漫性肥厚性；②黏膜间质的肿胀和各种细胞浸润而导致的黏膜、黏膜下层的肥厚；③伴有黏膜下层和肌层的纤维性组织增生的收缩；④浆膜侧的炎症波及。本病例的病理组织学上的主要表现是腺窝上皮和固有腺的过度增生，因此认为符合①。

2.肉眼特征

肥厚性胃炎的肉眼特征是胃黏膜显著增生，皱襞弯曲、蛇行，呈脑回状。另外，表面不平滑，具有小结节状或胃小区增大。色调与周围黏膜相同，尽管黏膜肥厚，胃的延展性良好。另外，一般认为以胃底腺区域的大弯侧为主体发生弥漫性病变，渡边等的8例肥厚性胃炎的研究中也报告了全部为弥漫型。但是，在Ménétrier和其他报告中也有胃黏膜局灶性肥厚的例子，在Kenney等研究的20例肥厚性胃炎中，7例是局部病变。此次笔者所经治的病例，发生在胃体下部前壁的非萎缩区域，是与周围黏膜有明确分界的局部性病变。另外，病变部

位的肉眼形态与已报告的弥漫型肥厚性胃炎极为相似。

3.病理组织学特征

从病理组织学上看，肥厚性胃炎的特征是胃体部腺黏膜单纯肥大，以及腺窝上皮和固有胃腺保持原来的比例而增生的胃炎形态。渡边等指出，腺窝上皮与固有腺黏膜的高度比例接近正常胃底腺（1:4至1:3），黏膜肥厚是由胃底腺黏膜的单纯过度形成而引起的。由于肥厚性胃炎是由黏膜肥厚的部分和不肥厚的部分形成的，所以肉眼可见黏膜表面是乳头状或胃小区增大样的凹凸结构。无黏膜肥厚部分的高度通常为1.0～1.5mm（黏膜肌层厚度除外），与正常胃底腺黏膜相同。本病例与既往报告相同，病变部位的腺窝上皮与固有腺黏膜的高度之比与周围非病变部位的胃底腺黏膜基本相同（1:3）。另外，渡边等的研究中也提到，在本病例中，胃底腺黏膜的肥厚部分和无肥厚部分也存在，因此推测为肉眼可见的脑回状。

4.局部性肥厚的发生机制

肥厚性胃炎中黏膜局部肥厚的发生机制不明。有报告指出，肥厚性胃炎与 *H.pylori* 感染有关，通过除菌治疗，黏膜肥厚得到改善。另一方面，提示参与胃部腺窝上皮细胞分化的细

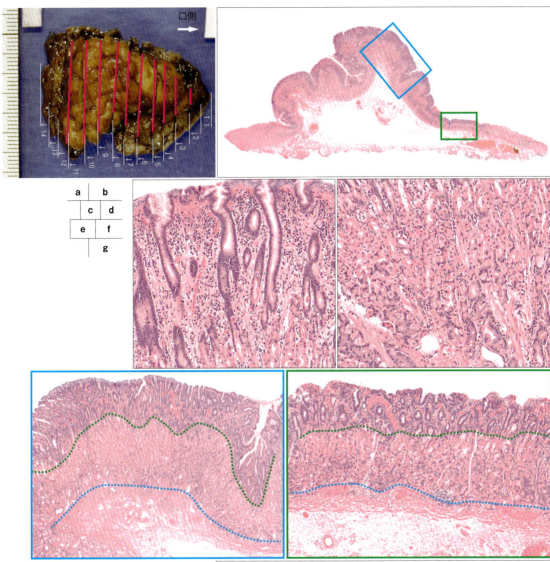

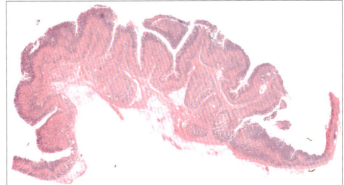

图5 切除物的相关情况

a 切除物及画线图。红线为病变部位。

b 切片5的HE染色像。

c 切片5（**b**）的腺窝上皮区域的放大像。被没有异型的腺窝上皮所覆盖。

d 切片5（**b**）的固有腺区域的放大像。由成熟的体部腺（壁细胞、副细胞、主细胞）构成。

e 切片5（**b**）的蓝框部的放大像。病变部位的厚度为1750～2000μm。绿色虚线指的是腺窝上皮与固有腺区域的边界，蓝色虚线指的是固有腺区域与黏膜肌层的边界。

f 切片5（**b**）的绿框部的放大像。背景黏膜的厚度为700～750μm。

g 切片8的HE染色像。黏膜肌层呈树枝状增生。

胞增殖因子之一转化生长因子α（transforming growth factor α；TGF-α），与 Ménétrier 病和肥大淋巴细胞性胃炎等炎症性疾病中的腺窝上皮细胞增殖有关。真部等以局部增生性胃病（Ming 的分类中为黏液细胞型）的一个例子，报告了在增殖的腺窝上皮细胞中通过免疫组织化学的方式发现过度的 TGF-α。本病例的抗 *H.pylori* 抗体为阳性，病理组织像上可见炎症细胞浸润，因此是 *H.pylori* 的现症感染病例。*H.pylori* 感染可能与该病变的发生机制有关，但今后需要进一步积累病例进行研究。

5.鉴别诊断

以往在肥厚性胃炎的诊断上，与恶性淋巴瘤、胃硬癌等恶性疾病和急性胃炎等炎症性疾病的鉴别是一个问题。在提出本病例的 2018 年 9 月早期胃癌研究会上，读者的评论和提出前笔者们的讨论中，PJ 型息肉（Peutz-Jeghers type polyp）被列为鉴别诊断之一。胃的 PJ 型息肉虽然很罕见但也有报告，报告例的脑回状的内镜像和本病例的表现并不矛盾。虽然在病理组织像中发现了 PJ 型息肉的特征性表现的树枝状黏膜肌层增生，但在提示病例时，由于增生程度较弱，也有对 PJ 型息肉的诊断持否定的意见。由于肥厚性胃炎和 PJ 型息肉都是腺窝上皮发生过度形成性变化的病态，所以仅通过内镜观察很难鉴别。有必要认识到显示局部性变化的肥厚性胃炎罕见地存在，局部性肥厚性胃炎和 PJ 型息肉的内镜像有时极为相似。

Komorowski 等强调，对于 Zollinger-Ellison 综合征、Ménétrier 病或增生性高分泌性胃病等疾病，仅通过常规活检只能采集黏膜表层的一部分，因此为了鉴别这些疾病，需要采集能够评估黏膜全层的标本。现在，ESD 作为治疗手段已经广泛普及，像本病例一样，特别是为了与恶性疾病的鉴别和决定治疗方针，进行诊断性 ESD 也是选择之一。

结语

本例通过进行内镜切除，可以诊断为局部性肥厚性胃炎，并且具有其特征性的病理组织像，我们认为是珍贵的病例所以做了报告。

参考文献

[1] Ménétrier P. Des polyadenomes gastriques et de leurs rapports avec le cancer de l'estomach. Arch Physiol Norm Pathol 1；32, 236-262, 1888.
[2]佐野量造. 胃炎II 肥厚性胃炎. 胃疾患の臨床病理. 医学書院, pp 182-189, 1974.
[3]Schindler R. Gastritis, Grune & Stratton, New York, 1947.
[4]多賀須幸男, 土谷春仁. 胃巨大趨襞の病態—メネトリエ病の場合. 胃と腸 15：531-541, 1980.
[5]磨伊正義, 望月福治. 肥厚性胃炎（Ménétrier病）の定義・用語上の混乱. 胃疾患のX線・内視鏡診断と臨床病理, 医学書院, pp 186-188, 1993.
[6]佐野量造. 胃と腸の臨床病理ノート. 医学書院, pp 213-220, 1977.
[7]渡辺英伸, 岩下明徳, 坂口洋司. 胃のGiant Rugae—病理形態面から. 胃と腸 15：519-529, 1980.
[8]Stamm B. Localized hyperplastic gastropathy of the mucous cell- and mixed cell-type（localized Ménétrier's disease）: a report of 11 patients. Am J Surg Pathol 21：1334-1342, 1997.
[9]Rubio CA, Öst Å, Kato Y, et al. Hyperplastic foveolar gastropathies and hyperplastic foveolar gastritis. APMIS 105：784-792, 1997.
[10]Kenney FD, Dockerty MB, Waugh JM. Giant hypertrophy of gastric mucosa: a clinical and pathological study. Cancer 7：671-681, 1954.
[11]梅垣英次, 佐野村誠. 巨大皺襞. 胃と腸 52：573, 2017.
[12]吉岡晋吾, 池原康人, 冨田昌良, 他. 消化管出血で発症し巨大皺壁形成を認めた限局性肥厚性胃炎の1切除例. 日消外会誌 37：1384-1389, 2004.
[13]Groisman GM, George J, Berman D, et al. Resolution of protein-losing hypertrophic lymphocytic gastritis with therapeutic eradication of Helicobacter pylori. Am J Gastroenterol 89：1548-1551, 1994.
[14]Kawasaki M, Hizawa K, Aoyagi K, et al. Ménétrier's disease associated with Helicobacter pylori infection: resolution of enlarged gastric folds and hypoproteinemia after antibacterial treatment. Am J Gastroenterol 92：1909-1912, 1997.
[15]Derynck R. Transforming growth factor α. Cell 54：593-595, 1988.
[16]Takagi H, Jhappan C, Sharp R, et al. Hypertrophic gastropathy resembling Ménétrier's disease in transgenic mice overexpressing transforming growth factor α in the stomach. J Clin Invest 90：1161-1167, 1992.
[17]Dempsey PJ, Goldenring JR, Soroka CJ, et al. Possible role of transforming growth factor α in the pathogenesis of Ménétrier's disease: supportive evidence from humans and transgenic mice. Gastroenterology 103：1950-1963, 1992.
[18]眞部紀明, 日高徹, 大越裕章, 他. localized hyperplastic gastropathy（mucous cell type）の1例. 胃と腸 33：1541-1547, 1998.

[19]Ming SC. Tumors of the esophagus and stomach. Atlas of Tumor Pathology. fascicle 7. second series. Armed Forces Institute of Pathology, Washington DC, pp 115–119, 1973.

[20]Zou BC, Wang FF, Zhao G, et al. A giant and extensive solitary Peutz–Jeghers–type polyp in the antrum of stomach. Medicine 96; e8466, 2017.

[21]Kopacova M, Tacheci I, Rejchrt S, et al. Peutz–Jeghers syndrome; diagnostic and therapeutic approach. World J Gastroenterol 15; 5397–5408, 2009.

[22]Komorowski RA, Caya JG. Hyperplastic gastropathy; clinicopathologic correlation. Am J Surg Pathol 15; 577–585, 1991.

Summary

Localized Hypertrophic Gastropathy Identified by Endoscopic Resection, Report of a Case

Hiroyoshi Iwagami[1], Noriya Uedo,
Kentaro Nakagawa, Masayasu Ohmori,
Kenshi Matsuno, Shuntaro Inoue,
Hiroko Nakahira, Taro Iwatsubo,
Noriko Matsuura, Satoki, Shichijo,
Akira Maekawa, Takashi Kanesaka,
Yoji Takeuchi, Koji Higashino,
Ryu Ishihara, Masanori Kitamura[2]

Hypertrophic gastritis usually occurs as a diffuse lesion with enormously thickened gastric mucosal folds, but localized cases have occasionally been reported.

We present a case of a 40–year–old man. Endoscopic examination revealed an elevated lesion of 40mm in the anterior wall of the lower part of the body. The boundary of the lesion was clear, and the surface resembled cerebral gyri. Magnifying endoscopy with narrow–band imaging showed an unclear demarcation line. Both microsurface and microvessel patterns were regular. We employed endoscopic submucosal dissection to remove the lesion because of its size (40mm) and irregular shape. Pathological examination of the lesion revealed normal foveolar epithelium and fundic glands that were 2.6–2.7 times the thickness of the surrounding mucosa. The ratio of the foveolar epithelium thickness to the gland thickness was approximately 1: 3 and this was similar to that of the surrounding mucosa. Based on these results, the lesion was diagnosed as localized hypertrophic gastritis.

[1]Osaka International Cancer Institute, Department of Gastrointestinal Oncology, Osaka, Japan.

[2]Osaka International Cancer Institute, Department of Diagnostic Pathology and Cytology, Osaka, Japan.

早期胃癌研讨会

源自第58届"胃与肠"大会

松田 圭二[1]　　八木 一芳[2]

[1] 帝京大学医学部外科
[2] 新潟大学地域医疗教育センター鱼沼基干病院消化器内科

第58届"胃与肠"大会于2019年5月30日（星期四）在Grand Prince新高轮·国际馆帕米尔举行。由松田圭二（帝京大学医学部外科）和八木一芳（新潟大学地域医疗教育中心鱼沼基干医院消化器官内科）主持，病理由新井富生（东京都健康长寿医疗中心病理诊断科）负责。作为"难忘的一例"，江崎幹宏（佐贺大学医学部附属医院光学医疗诊疗部）对"肠道症相关T细胞淋巴瘤"的病例进行了解说。

[第1例]　30多岁，女性。神经节细胞瘤（病例提供：市立奈良医院消化器官内科北村阳子）。不孕治疗过程中的腹部MRI检查指出直肠壁肥厚，实施了灌肠X线造影检查、大肠内镜检查、超声内镜检查（endoscopic ultrasonography，EUS）。阅片由川崎（岩手医科大学医学部内科学讲座消化器官内科消化道领域）和吉村（济生会福冈综合医院消化道内科）负责。首先川崎通过X线造影影像发现直肠有3cm的狭窄化，背侧存在隆起性病变，表面可见糜烂，怀疑是卵巢肿瘤的浸润和4型大肠癌。吉村列举了子宫内膜症、淋巴系统的肿瘤。通过大肠镜像（**图1**），川崎认为是半周性的表面发红的平缓的隆起性病变，有中心凹陷，不是上皮性肿瘤，而是子宫内膜症或黏膜下层以深扩张的肿瘤性病变。吉村从延展性不良和发红的黏膜判断，不是上皮性的，而是壁外的

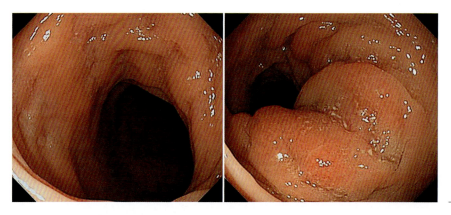

1a | 1b

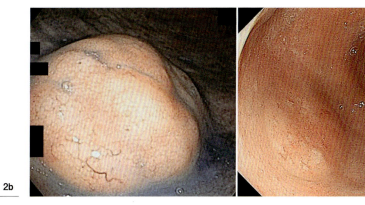

2a | 2b

病变。小泽（综合犬山中央医院消化器官内科）则由发红不均匀、耳垂样的软组织病变判断，认为是神经节细胞瘤。

病理解说由新井（东京都健康长寿医疗中心病理诊断科）负责，说明了此病例是S-100阳性的神经节细胞瘤。之后进行了回顾，并对内镜像和病理组织像进行了对比。吉井（NTT东日本札幌医院，现札幌医科大学）回答说，已经确诊，可以进行经过观察。在本病例中，小泽对影像的阅读表现出众。虽然于2008年在学会杂志上报告了本疾病的病例，但他没有忘记10多年前的病例特征，从仔细的阅读中得出答案的姿态，打动了所有听众的心。

[第2例]　70多岁，女性。直肠黏膜相关淋巴组织（mucosa-associated lymphoid tissue，MALT）淋巴瘤（病例提供：佐贺大学医学部附属医院光学医疗诊疗部芥川刚至）。

因为便秘加重进行了检查。灌肠X线造影像、大肠内镜检查影像、超声内镜检查（endoscopic ultrasonography，EUS）影像被提示用于读片。佐野村（北摄综合医院消化器官内科）和入口（东京都癌症检查中心消化器官内科）负责读片。

通过灌肠X线造影像，佐野村发现下部直肠下段可见轮廓平缓、形状规整、表面有凹陷的黏膜下肿瘤（submucosal tumor，SMT），首先考虑是胃肠道间质瘤（gastrointestinal stromal tumor，GIST）。入口也同样考虑是GIST。在大肠镜像（图2）方面，佐野村表示，在不同时期的肠镜像中，病变的高度降低，因此很难诊断。由于是呈黄色调的软组织病变，入口鉴别为脂肪瘤。山崎（岐阜县综合医疗中心消化器官内科）认为，从肿瘤的软化程度来看，首先可能是MALT淋巴瘤，其次是黏膜脱落综合征。

在EUS像中，由于黏膜下层中心有挤压肌层的病变，低回声，分叶状，因此佐野村否定了GIST。山崎表示，斑块和低回声与淋巴瘤并不矛盾。小泽（综合犬山中央医院消化器官内科）表示，有栅栏状的变化，怀疑是颗粒细胞瘤。芥川认为，MRI显示为丰富血供性肿瘤。

病理解说由二村（福冈大学医学部病理学讲座）担任，肉眼呈白色、柔软、呈贝柱样，组织里有淋巴上皮病变，可见中心细胞样细胞、单核细胞特征、浆细胞分化，CD20、CD79a、BCL-2为阳性，CD3、CD5、CD10为阴性，因此诊断为MALT淋巴瘤（extranodal marginal lymphoma of MALT）。

海崎（福井县立医院病理诊断科）表示，由于是纤维化明显的病变，所以造成了EUS像的分叶化。中村（岩手医科大学内科学讲座消化器官内科消化道领域）就MALT淋巴瘤的治疗发表了意见。

二村的病理解说采用具有说服力的病理组织像，简单易懂，在众多临床医生参加的"胃与肠"大会上效果非常理想。
　　　　　　　　　　　　　　　（松田）

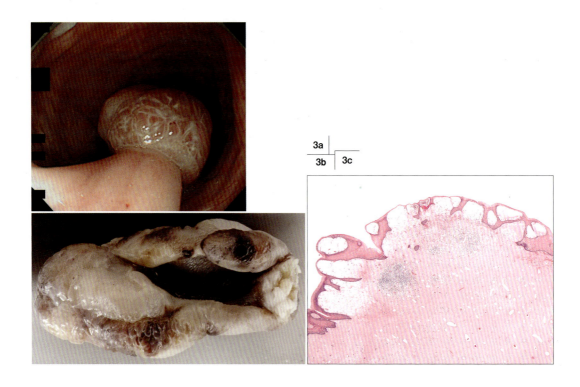

3a
3b | 3c

[第3例] 70多岁，女性。颈部食道纤维血管性息肉（fibrovascular polyp）（病例提供：岐阜县综合医疗中心消化器官内科　山崎健路）

主诉是一过性意识消失，CT指出食道病变，进行了详细检查。读片由小田（东京都癌症检查中心消化器官内科）和竹内（长冈红十字医院消化器官内科）负责。食道X线造影显示，颈部食道有10cm左右的亚蒂型长肿瘤，表面平滑，小田诊断为癌肉瘤或恶性黑色素瘤。由于是多结节性、没有硬度、细胞堵塞的肿瘤，竹内诊断为癌肉瘤。赤松（长野县立信州医疗中心内视镜中心）和小山（佐久医疗中心内视镜内科）诊断为脂肪肉瘤。关于内镜像，在展示了动画后，又展示了静止像（**图3a**）。

由于是颈部食道附着部的大的有蒂型病变，经碘染色，整体被正常的扁平上皮覆盖的黏膜下肿瘤（submucosal tumor，SMT），小田诊断为脂肪肉瘤、脂肪瘤、纤维血管性息肉。竹内列举了脂肪瘤、脂肪肉瘤作为诊断，另外，

由于有伴有边界的膨胀的表层，所以上皮下有液体成分存在的区域，指出了淋巴管瘤等的可能性。病变用内镜黏膜下剥离术（endoscopic submucosal dissection，ESD）进行了切除。

病理解说由九嶋（滋贺医科大学临床检查医学讲座）担任。诊断为纤维血管性息肉，指出了表层因机械性刺激而伴有水疱状变化的部分和没有变化的部分（**图3b、c**）。

[第4例] 70多岁，男性。追踪14年病程的伴有淋巴样间质的胃癌（病例提供：东京都癌症检查中心　桥本真纪子）

主诉是14年前在胃X线检查中被指出有异常。之后，在一年一次的内镜检查中经过观察。读片由滨本（永山消化器·内镜内科）和吉永（日本国立癌症研究中心中央医院内镜科）负责。根据14年前的X线造影像，滨本发现黏膜下肿瘤（submucosal tumor，SMT）样，但中央有凹陷，诊断为SMT样胃癌或伴有糜烂的SMT。吉永诊断为黏膜下样胃癌。在14年前的内镜像（**图4a**）中，由于是立面陡峭、表面

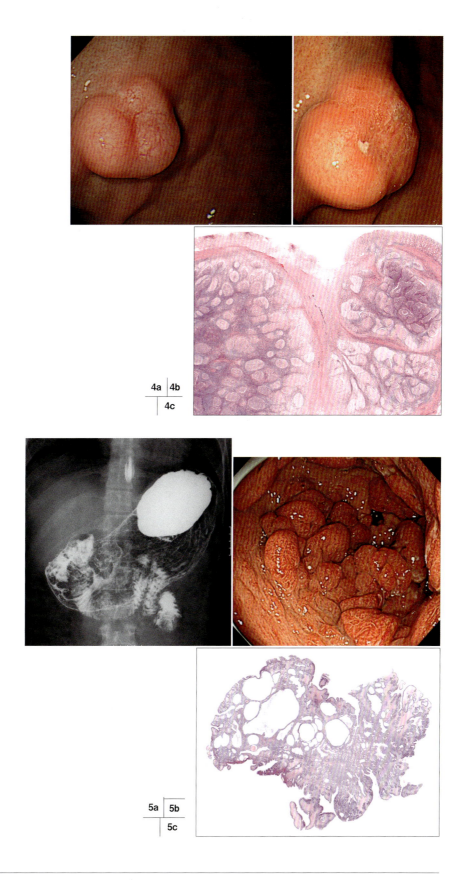

4a 4b
4c

5a 5b
5c

有扩张的血管、主体位于黏膜深层的肿瘤，诊断为良性肿瘤。吉永认为除了良性肿瘤以外，SMT 样的胃癌也可以作为诊断。根据确定诊断时的 X 线造影像，滨本认为是良性肿瘤的可能性较高，但同时也指出伴有淋巴样间质的胃癌也可以作为鉴别诊断。吉永还指出这两者和胃底腺型胃癌的可能性。在确定诊断时的内镜像（**图 4b**）中，滨本仍然将良性肿瘤作为诊断，并将错构瘤性息肉作为鉴别诊断。在超声内镜检查（endoscopic ultrasonography，EUS）像中，吉永指出颗粒细胞瘤和淋巴瘤的可能性。小泽（综合犬山中央医院消化器官内科）指出，内镜像中观察到白色附着物，需要进行淋巴上皮性囊肿的鉴别；菅（信州大学第二内科）指出，EUS 像显示可能是肿瘤形成性的 MALT（mucosa-associated lymphoid tissue）淋巴瘤。

病理解说由山村（东京都癌症检查中心检验科）担任，说明了伴有淋巴样间质的胃癌（**图 4c**），SM 9200μm 浸润。伴（独协医科大学埼玉医疗中心病理诊断科）指出该病例为黏膜内没有癌的特殊病例；渡边（新潟大学名誉教授）说，浆细胞很多可能是 IgG4 相关性疾病；岩下（福冈大学筑紫医院病理学部）认为，活检中有类上皮细胞块，此时应该考虑淋巴样间质等，大家补充了自己的想法。

[**第 5 例**]　20 多岁，男性。幼年性息肉症（病例提供：帝京大学医学部内科 间边大辅）
主诉是头晕和气喘。最近的医生指出他是 Hb 6.6 的贫血，所以住院做了详细检查。平泽（仙台厚生医院消化器官内科）和上堂（大阪国际癌症中心消化道内科）负责了该片的阅读。在 X 线造影像（**图 5a**）中，平泽根据胃整体黏膜的不规整和多发隆起病变诊断为胃的息肉症，上堂也根据有凹凸的黏膜和多发隆起病变诊断为息肉症。赤松（长野县立信州医疗中心内视镜中心）根据前庭部主体多发较大的隆起，诊断为幼年性息肉症。佐野村（北摄综合医院消化器官内科）也根据表面性状诊断为青少年息肉症。在内镜像（**图 5b**）中，由于多发较大的隆起，平泽诊断为青少年息肉症。上堂根据背景是炎性黏膜，结节多发且有较大的隆起，因此诊断为息肉病，但部分已肿瘤化。赤松认为息肉的分布虽然是青少年息肉症，但隆起与隆起之间的黏膜也有浮肿，应考虑 Cronkhite-Canada 综合征（CC）。小泽（综合犬山中央医院消化器官内科）观察到白浊黏膜，反映了水肿，诊断为 CC。在病理组织学搜索中，息肉的一部分被切除，对背景黏膜实施了活检。

病理解说由近藤（帝京大学医学部病理学讲座）负责。息肉切除的部分没有腺管的异型，发现腺窝上皮的过度形成和腺的囊状变化，中等程度的炎症细胞浸润，无嗜中性粒细胞浸润，诊断为幼年性息肉症（**图 5c**）。交界部位的活检显示轻度慢性炎症，腺窝上皮过度形成，认为是青少年息肉的芽。对介入部位的解释，是青少年息肉症还是 CC，引起里激烈的争论。最后，渡边（新潟大学名誉教授）说，CC 主要是腺窝上皮的浮肿，但本病例以过度形成为主，是幼年性息肉症。　　　　　　（八木）

编辑后记

小林 广幸 福冈山王医院消化器官内科

近年来，新一代测序的出现使得基因组分析（gwas）有了飞跃性的进步，在以前无法分类的炎症性肠道疾病中，发现有不少由单一基因异常而发病的消化道病变。作为其代表，至今为止被认为是原因不明的疑难病的"非特异性多发性小肠溃疡症"，通过基因分析，发现由 SLCO2A1 基因异常引起，详细内容曾在《非特异性多发性小肠溃疡 / CEAS——基因异常与相关疾病》一书中讲述，至今记忆犹新。另一方面，日本的本庶佑医生去年获得诺贝尔生理学·医学奖的免疫检查点阻碍因子的发现和对癌症治疗的应用给预后不良的恶性肿瘤的治疗带来了光明，相反，包括消化道在内的各脏器发生各种免疫相关的有害现象成为问题。鉴于这样的时代背景，本书就近年来备受关注的基因、免疫异常引起的消化道病变，从负责引进先进医疗的诊疗的专业医生们那里汇集了以符合《胃与肠》系列的美丽内镜像为中心的、关于形态学特征和临床影像的最新知识。

首先，在开篇的关于基因异常的主题论文（竹内论文）中，关于一般消化器官内科医生很少遇到的、在儿童中发病的单基因遗传性 IBD（可能有不少读者不知道有这样的疾病群），按代表性疾病分别给出了病例，并对其临床图像和内镜像的特征进行了讲解。在小儿诊疗中，如果遇到具有非典型图像的炎症性肠道疾病，不要轻易将其作为无法分类的类型进行治疗，像主题病例（石原论文）一样，如果能确定致病遗传基因的话，也有可以通过造血干细胞移植缓

解诱导的病例，因此应该考虑到本病的存在，甚至进行基因分析（笔者也是第一次知道，通过保险诊疗也可以分析包含 SLCO2A1 基因的组套检测）。接下来，关于合并肠道白塞氏病的骨髓异常增生综合征 / 染色体异常（trisomy 8）（本泽论文），虽然有无合并的形态学特征没有差异，但包括主题病例（冬野论文）在内，有抗 TNFα 抗体制剂有效的病例，有必要早期进行染色体分析并介入治疗。

在后期伴随免疫异常的消化道病变中，可以说由日本发生的 IgG4 相关性疾病的消化道病变的概率非常低，但形态学上反映其病理组织学上的病因，大致分为消化道的明显壁肥厚型和肿瘤形成型（假肿瘤）两种（神泽论文），胃病变（主题病例，贯阳论文）也发现了溃疡的形成。神泽等强调，本病与恶性肿瘤的鉴别是最重要的，作为活检阴性的肿瘤性病变的鉴别诊断之一，有必要进行免疫染色。仲濑论文概述了与家族性地中海热（FMF）的 MEFV 基因异常相关的消化道病变的厚劳省日本总计 74 例的分析结果，作为 FMF，非典型的、不满足诊断标准的约占 70%，多发生无直肠病变的右侧结肠主位的 IBD（特别是溃疡性大肠炎）类似病变，但与典型的 FMF 一样，使用秋水仙碱治疗也有效果。最后，在与免疫检查点抑制剂相关的消化道病变的主题研究（长岛论文）中，本病多发于大肠，以腹泻、腹痛、血便等发病，多产生类似溃疡性大肠炎的病变，但没有确定的诊断方法，应该包括活检像在内综合诊断，类固醇有效

的情况较多（主题病例，梁井论文），如果无效，则推荐使用抗 TNFα 抗体制剂治疗。

由于此次所列举的疾病群的消化管病变至今仍属罕见，因此包括 X 线、内镜特征在内的诊断标准、治疗方法等尚未确定，所以对读者来说，消化不良是不可否认的。希望将来能够确立这些疾病的诊断标准和有效的治疗方法（药物），再次结集出版。

广告

更专业的益生菌
卓越·非凡 PRO

12株名菌，4种名元
16000+已发表研究文献

9株 进口菌株
4种 益生元
3株 中国菌株

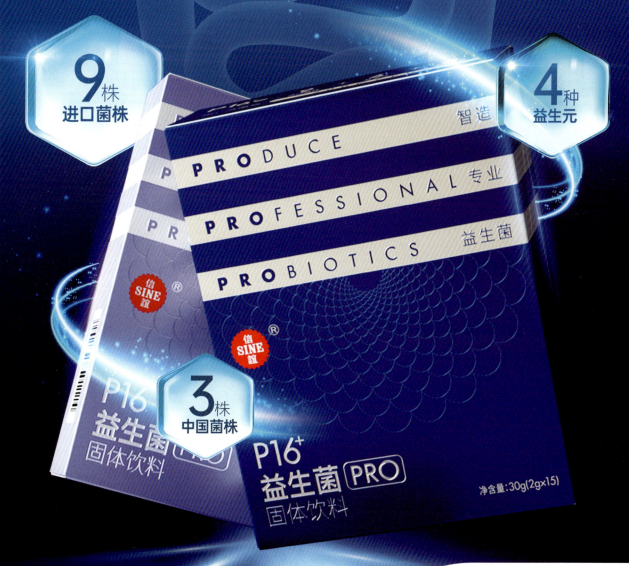

PRODUCE 智造
PROFESSIONAL 专业
PROBIOTICS 益生菌

P16+ 益生菌 PRO 固体饮料

净含量:30g(2g×15)

Pro
PRODUCE 智造
PROFESSIONAL 专业
PROBIOTICS 益生菌

国药准字Z33020174
浙药广审（文）第250401-00420号

养胃颗粒
YANGWEI KELI

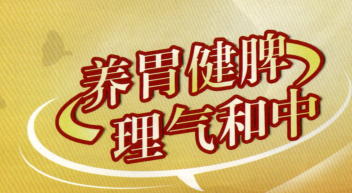

养胃健脾
理气和中

▶ 用于

· 脾虚气滞所致的胃痛，症见胃脘不舒　· 胀满疼痛
· 嗳气食少　· 慢性萎缩性胃炎见上述证候者。

【成份】炙黄芪、党参、陈皮、香附、白芍、山药、乌梅、甘草。

【禁忌】本品不宜与含有藜芦、海藻、京大戟、红大戟、甘遂、芫花成份的中成药同用。

【不良反应】应用本品时可能出现腹泻、恶心、呕吐、腹痛、皮疹、瘙痒等不良反应。

请按药品说明书或者在药师指导下购买和使用

本广告仅供医学药学专业人士阅读

广告

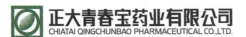

正大青春宝药业有限公司
CHIATAI QINGCHUNBAO PHARMACEUTICAL CO.,LTD.